预防猝死
从了解冠心病开始

主　审　侯桂华

主　编　詹惠敏　陈纪言

副主编　王　玮　陈务贤　朱　丽

人民卫生出版社
·北京·

图书在版编目（CIP）数据

预防猝死 从了解冠心病开始 / 詹惠敏，陈纪言主编. -- 北京：人民卫生出版社，2025.6. -- ISBN 978-7-117-38137-6

Ⅰ. R541.4

中国国家版本馆 CIP 数据核字第 20258NM490 号

人卫智网	www.ipmph.com	医学教育、学术、考试、健康，购书智慧智能综合服务平台
人卫官网	www.pmph.com	人卫官方资讯发布平台

预防猝死 从了解冠心病开始

Yufang Cusi　Cong Liaojie Guanxinbing Kaishi

主　　编：詹惠敏　陈纪言

出版发行：人民卫生出版社（中继线 010-59780011）

地　　址：北京市朝阳区潘家园南里 19 号

邮　　编：100021

E - mail：pmph @ pmph.com

购书热线：010-59787592　010-59787584　010-65264830

印　　刷：北京瑞禾彩色印刷有限公司

经　　销：新华书店

开　　本：889×1194　1/32　　印张：4

字　　数：165 千字

版　　次：2025 年 6 月第 1 版

印　　次：2025 年 6 月第 1 次印刷

标准书号：ISBN 978-7-117-38137-6

定　　价：45.00 元

打击盗版举报电话：010-59787491　E-mail：WQ @ pmph.com

质量问题联系电话：010-59787234　E-mail：zhiliang @ pmph.com

数字融合服务电话：4001118166　E-mail：zengzhi @ pmph.com

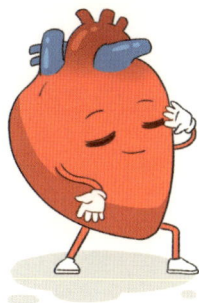

编　者（按姓氏笔画排序）

王　玮　王　英　申铁梅　朱　丽

刘勇东　李　敏　吴黎莉　沙　娟

陈付利　陈务贤　陈纪言　林丽霞

段咏梅　侯桂华　覃春雨　程继芳

温红梅　詹惠敏　潘媚媚

前言

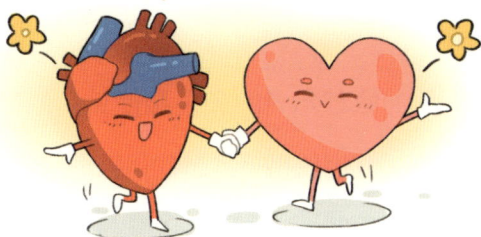

　　《预防猝死　从了解冠心病开始》是一本旨在为广大读者提供全面了解冠心病的科普读物。冠心病作为一种常见的心血管疾病，影响着世界各地数以百万计的人们。为了让公众更好地了解冠心病，本书以简明易懂的语言，系统性地介绍了预防、发现、治疗冠心病的相关知识。

　　首章中，我们将深入浅出地解释什么是冠心病，以及它可能对生活造成的影响。接着，通过第二章，我们将详细介绍如何发现冠心病，包括各种常见的检查手段和现代医疗技术的运用。第三章将深入讨论冠心病的治疗方法，包括药物治疗、手术干预、康复训练等。第四章将通过生活方式的调整，为读者提供预防冠心病的实用建议。最后，第五章将关注在急性致命胸痛情况下的紧急应对方法。

编写本书的初衷是使复杂的医学知识变得更加亲近和可理解。我们致力于通过通俗易懂的语言，让读者轻松理解冠心病的发病机制、预防方法以及最新的治疗技术，旨在让公众更好地了解、预防和应对冠心病。

本书的编写经历了文献研究、医学讨论以及临床实践。在整个编写过程中，医学专家们通过深入的学术研究，确保内容的准确性和权威性。同时，我们也积极倾听读者的反馈，以确保内容的通俗易懂、贴近生活，真正达到科普的目的。

本书通过对冠心病相关知识的系统性介绍，对于提高公众的健康素养、预防和管理冠心病具有重要的学术价值。深入浅出的解读方式，使读者在了解医学知识的同时，不至于被专业术语所困扰。本书还对一些新兴的治疗方法和技术进行了介绍，具有一定的前瞻性和指导性。

本书编写团队由医学领域的专业医生和科普作家组成。他们拥有丰富的临床经验和科普写作经验，致力于通过本书向读者传递有关冠心病的专业知识。每位成员都具备深厚的学术背景和实践经验，确保了本书内容的权威性和科学性。通过编写团队的共同努力，我们希望为读者呈现一本既科学权威又平易近人的冠心病科普读物。

詹惠敏　陈纪言

2025 年 4 月

目录

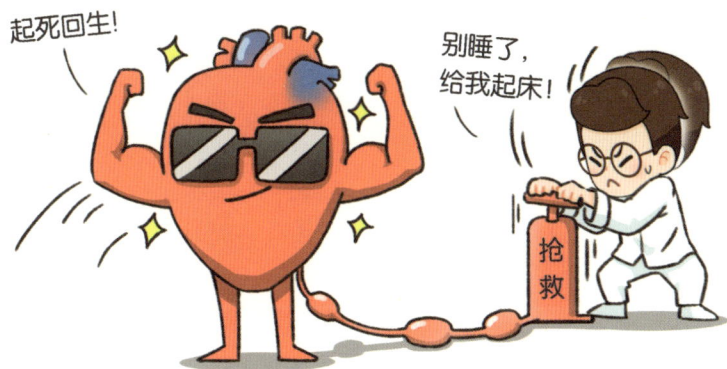

起死回生！

别睡了，给我起床！

抢救

第一章 预防冠心病，从了解冠心病开始

心脏，是人体的重要器官之一，如果把心脏比作胸腔里的超级水泵，那么冠状动脉就是缠绕在这个水泵表面的黄金输油管，专门给心脏这个永动机输送燃油。冠心病就是由于油管被各种物质堵塞，使管腔变小，最终导致水泵缺油罢工。预防冠心病，本质上就是在给生命引擎做管路保养。接下来，让我们一同探讨这个神奇的"管路"之旅。

导 读

- 什么是冠心病
- 冠心病有哪些症状
- 冠心病的高危人群有哪些
- 冠心病对生活的影响和危害有哪些

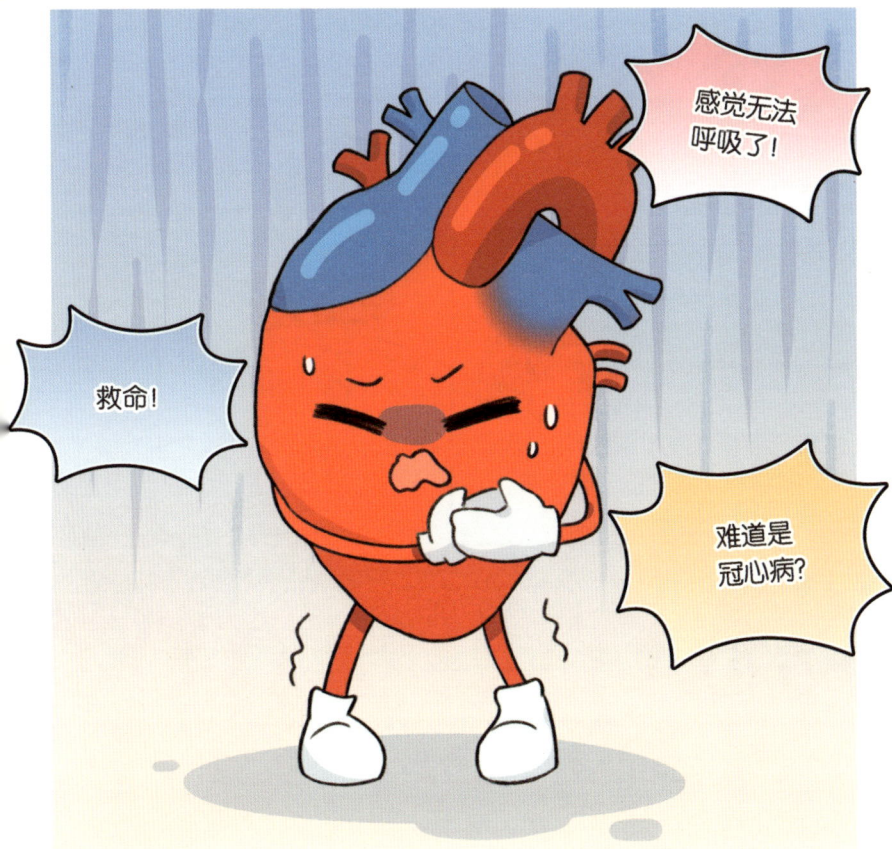

什么是冠心病

最近见你怎么总是眉头紧锁的，发生什么事了吗?

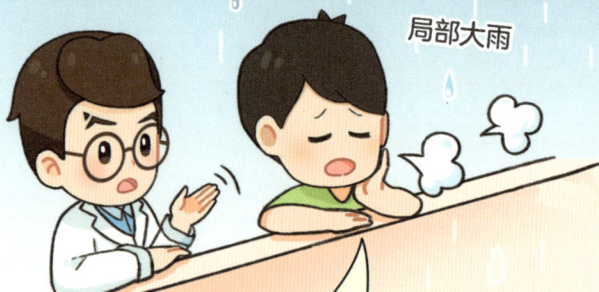

局部大雨

我爷爷前段时间一运动就说胸口堵得慌、不舒服，前几天医生给他的诊断为冠心病，到底什么是冠心病?

楼上别再浇花了!

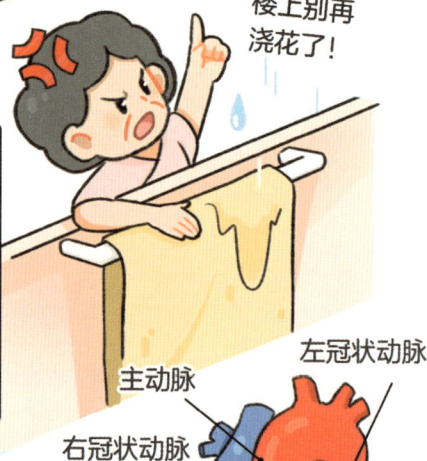

冠心病是一种缺血性心脏病，全称为冠状动脉粥样硬化性心脏病，是指冠状血管狭窄或阻塞，血管功能性痉挛或下降，出现心肌缺血缺氧或坏死而引起的心脏病，是目前临床上发病率非常高的一类疾病。

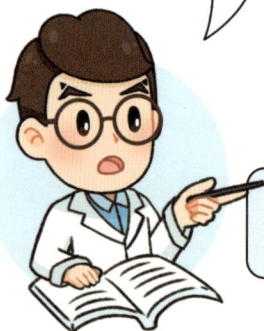

主动脉

左冠状动脉

右冠状动脉

冠心病

全称

冠状动脉
粥样硬化性心脏病

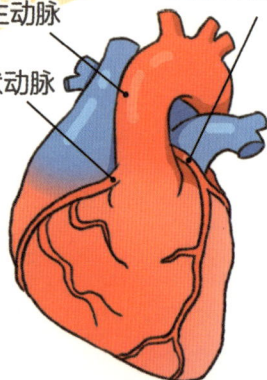

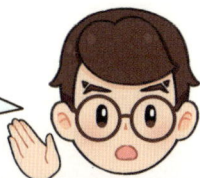

简单来说，当冠状动脉长斑块了、堵塞了、血流减少了，导致心脏的供血减少，这就是冠心病，会引起"胸口堵"，即胸闷的不适症状。

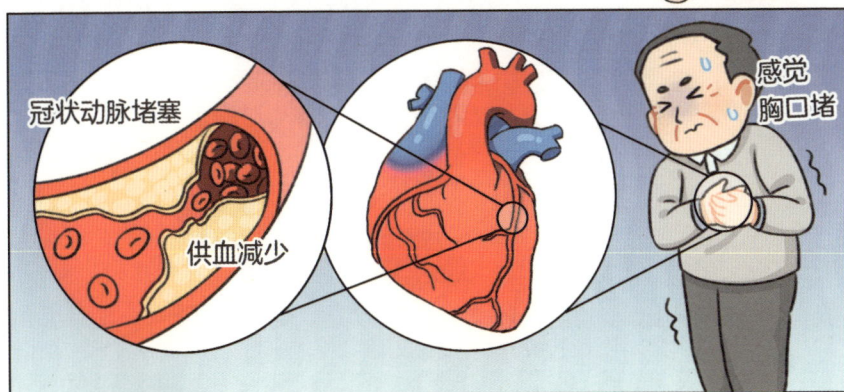

冠状动脉堵塞

供血减少

感觉胸口堵

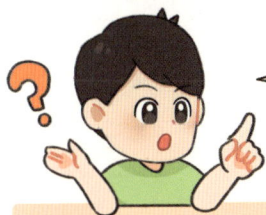

什么是动脉粥样硬化呢？为什么冠状动脉会长斑块呢？

河神

你问的是哪个粥？

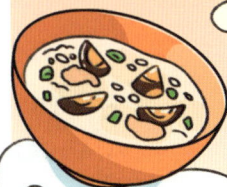

皮蛋瘦肉粥？

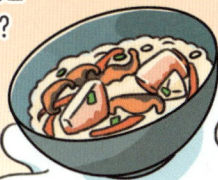

排骨粥？

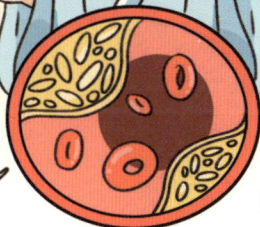

还是动脉粥样硬化？

要了解冠心病，就要先了解什么是动脉粥样硬化。动脉粥样硬化（AS）的特点是受累动脉先后有脂质积聚、纤维组织增生和钙质沉着，并有动脉中层的逐渐退变和钙化，在此基础上继发斑块内出血、斑块破裂及局部血栓形成。

我们可以这样理解：动脉可以被看作是为全身输送血液的水管。假设我们经常吃一些高脂肪、高胆固醇的食物，就像是往水管里不断灌入黏稠的油脂。这些油脂逐渐沉积在水管内壁，形成一层又一层的油垢。这些由油垢以及其他产物形成的就是我们所说的"斑块"，而斑块沉积在血管内壁中，使血管管腔变得狭窄、血管弹性下降，这个过程就叫作"冠状动脉粥样硬化"。斑块还可能出血、坏死、破溃和形成血栓，斑块一旦掉落则形成栓子，随着血流堵塞血管，引起心肌缺血。

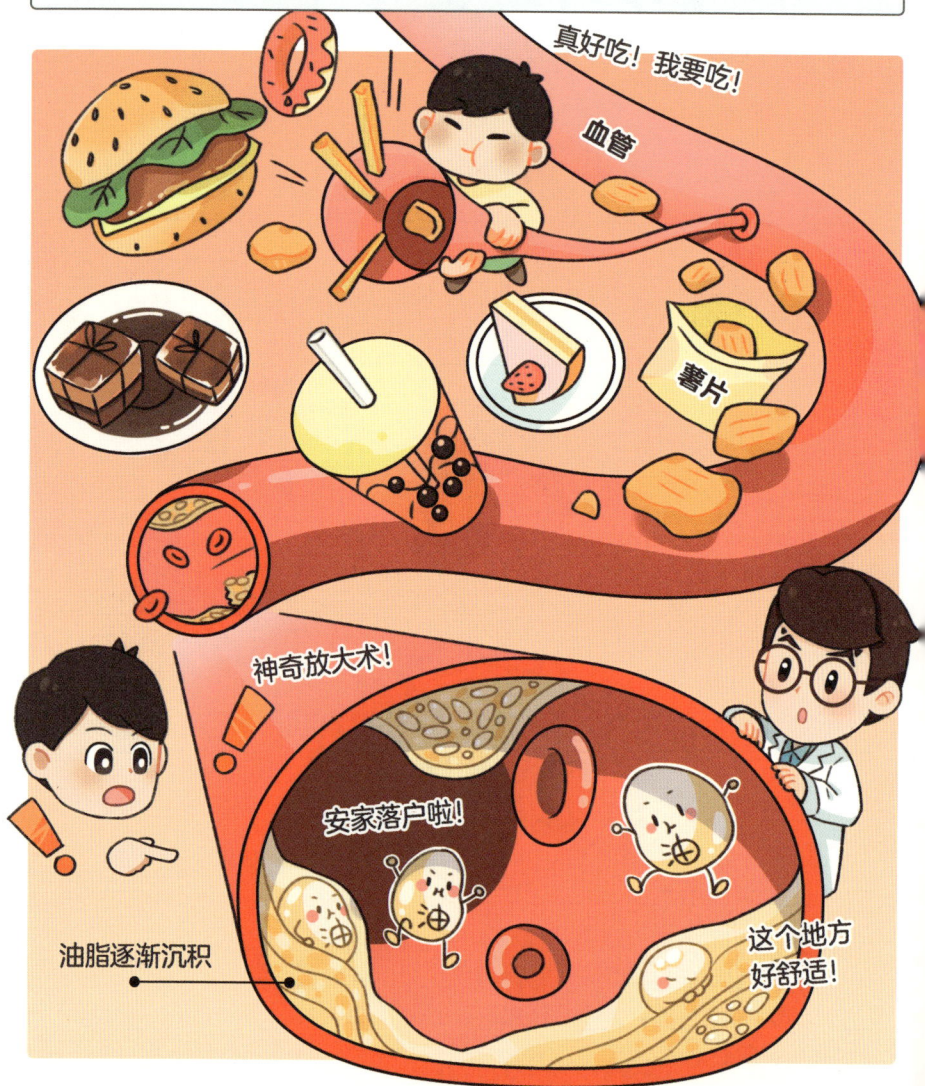

真好吃！我要吃！

血管

薯片

神奇放大术！

安家落户啦！

这个地方好舒适！

油脂逐渐沉积

原来如此！是因为多吃高脂肪、高胆固醇的食物就会引起冠心病吗？

思考······

又学到了！

不完全是，血脂代谢异常是动脉粥样硬化最主要的危险因素。血脂代谢异常包括总胆固醇（TC）、甘油三酯（TG）、低密度脂蛋白胆固醇（LDL-C）或极低密度脂蛋白胆固醇增高（VLDL-C），相应的载脂蛋白B（apoB）增高；高密度脂蛋白胆固醇（HDL-C）降低。而这和日常的饮食摄入不无关系。

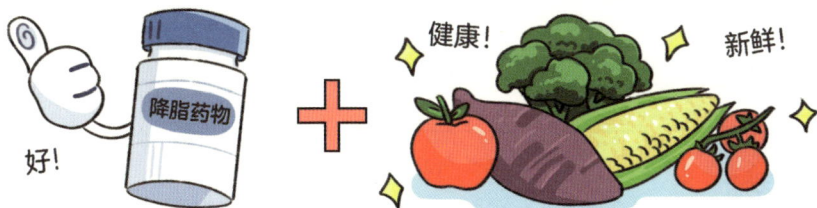

好！

降脂药物

健康！

新鲜！

因此，建议冠心病患者服用降脂药以及进行低脂饮食，如服用降脂药以及少吃或不吃肥肉、蛋黄、动物脂肪等含有高胆固醇和高脂肪的食物。

从今天起，高胆固醇和高脂肪食物禁止通行。

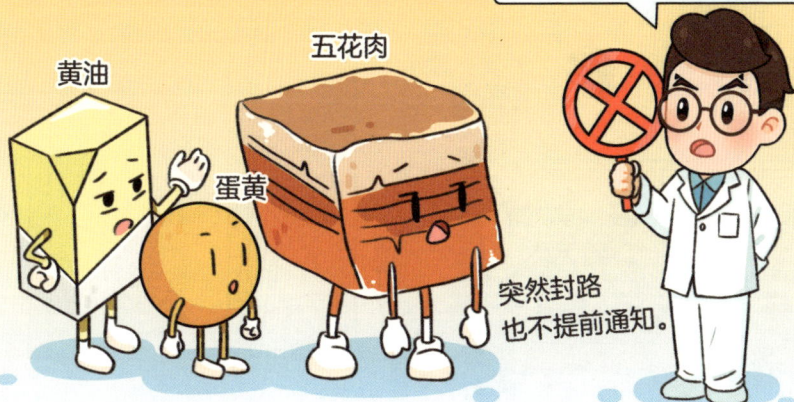

黄油

五花肉

蛋黄

突然封路也不提前通知。

除了血脂异常，冠心病还有其他的危险因素。比如年龄大于 40 岁、高血压、吸烟、糖尿病和肥胖等。这些因素看起来不起眼，但悄然在各个方面促发了动脉粥样硬化的发生。

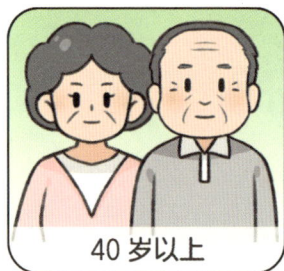

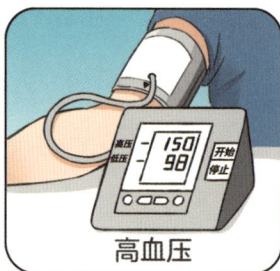

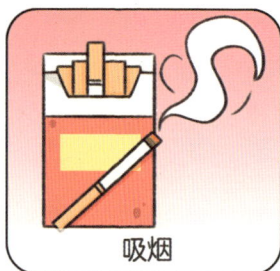

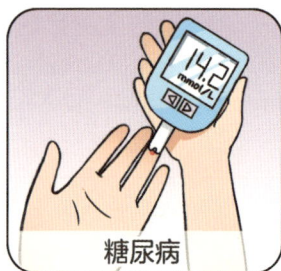

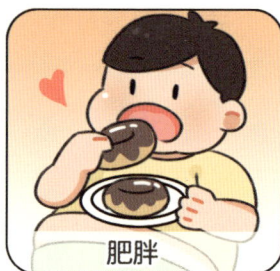

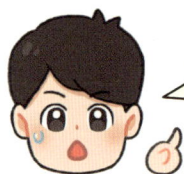

40 岁以上

高血压

吸烟

糖尿病

肥胖

是的，这些危险因素我爷爷全部都有。但是爷爷平时没有不舒服，我们也就认为他身体好，看来这个想法是错误的。

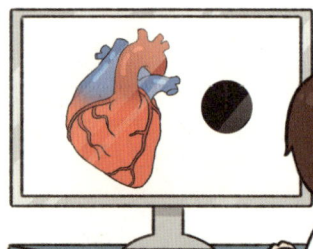

检测异常

您平时有什么不舒服吗？

没有。

很多冠心病患者在早期甚至进展期并没有明显症状。冠心病根据发病特点和治疗原则不同分为两大类：①慢性冠脉综合征（CCS），包括稳定型心绞痛、隐匿型冠心病等；②急性冠脉综合征（ACS），包括不稳定型心绞痛和心肌梗死。这和粥样硬化斑块的性质有很大关系。稳定型心绞痛是由于冠状动脉血管内稳定斑块固定狭窄，导致血流受限，在各种诱因作用之下（如体力活动、情绪激动、寒冷、饱餐、吸烟）出现的心肌耗氧与供氧之间暂时性失衡引起的。

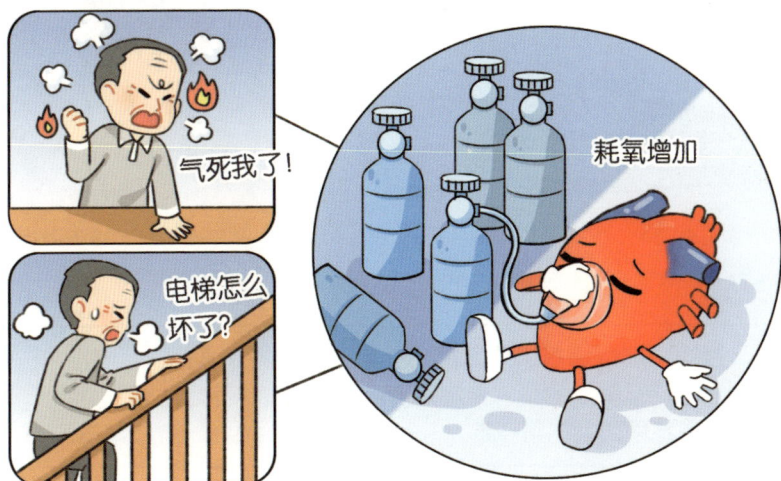

气死我了！

电梯怎么坏了？

耗氧增加

还有一些隐匿型冠心病患者，存在心肌缺血，却没有心绞痛的症状。但对于不稳定型心绞痛和心肌梗死，由于冠状动脉中的斑块坏死、破裂、脱落，导致心脏心肌细胞急性缺血加重甚至坏死，在这种急性的情况下，可能会导致心跳骤停、心室颤动、急性心力衰竭甚至猝死等一系列严重后果。

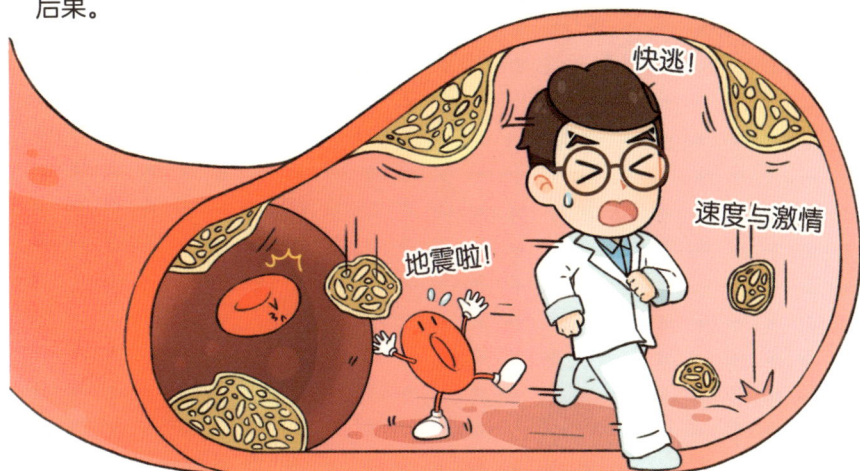

快逃！

地震啦！

速度与激情

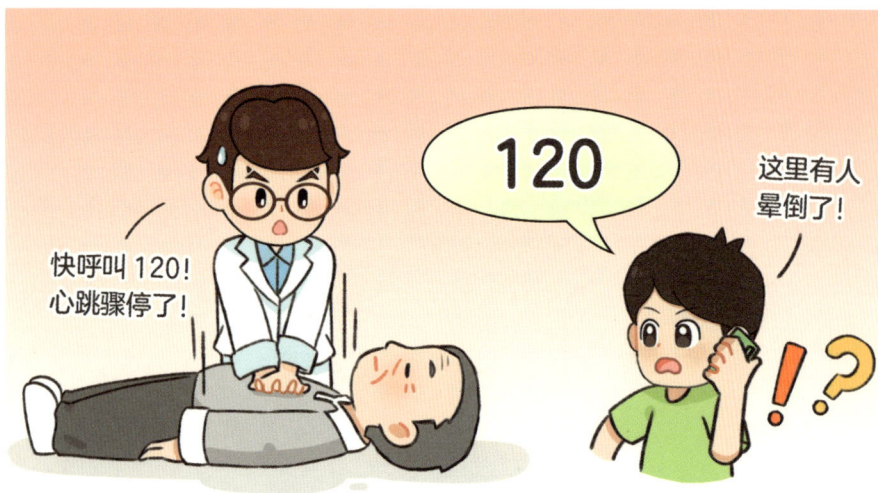

是的，冠心病多进展隐匿，症状不明显或不典型。因此，防治冠心病最重要的是"未病先防，即病防变，病后防复"，而未病先防是最关键的第一步。

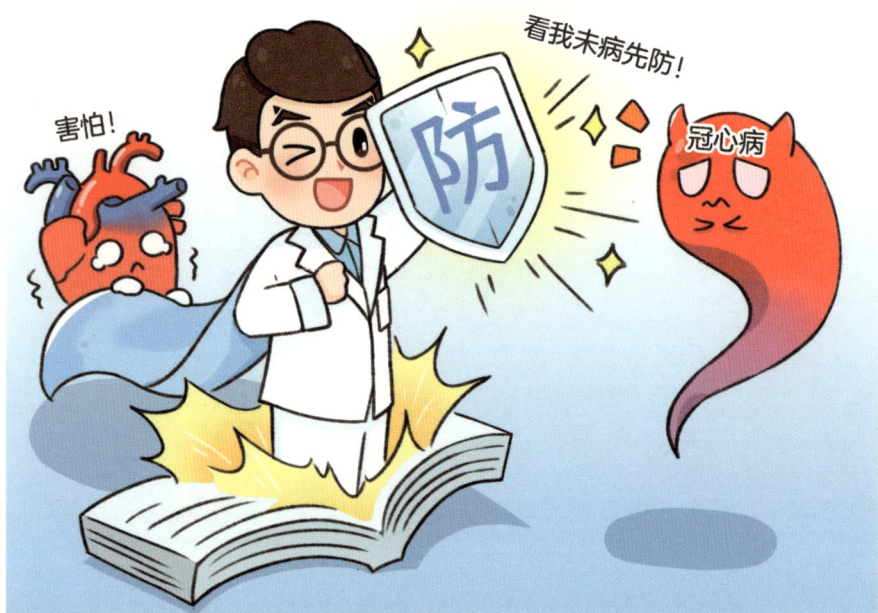

冠心病有哪些症状

我爷爷最近除了胸口隐隐作痛以外，现在上楼梯也偶尔感觉喘不过气要停下来休息，我们很担心，冠心病具体有哪些症状呢？

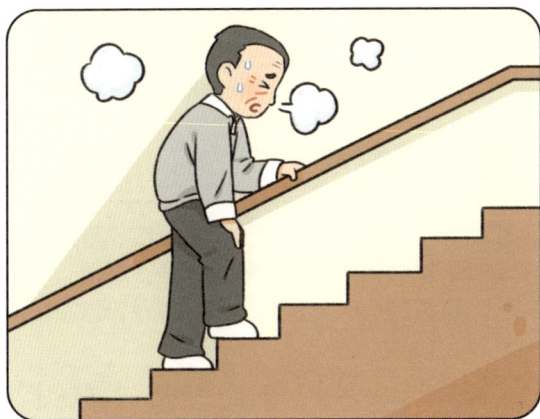

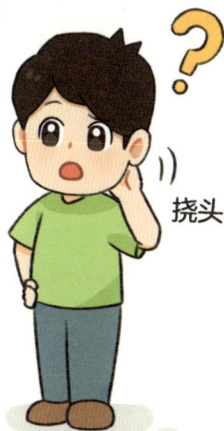

挠头

冠心病共性的症状可包括胸闷、胸痛、呼吸困难、疲劳感、心悸等，具体症状根据其分类有所差别。对于稳定型心绞痛，发作常由体力劳动或情绪激动（如愤怒、焦虑、过度兴奋）所诱发，饱食、寒冷、吸烟等亦可诱发。常表现为压迫、发闷或紧缩性胸痛，也可有烧灼感。一般持续数分钟至十余分钟，休息或者舌下含服硝酸甘油等硝酸酯类药物可缓解。

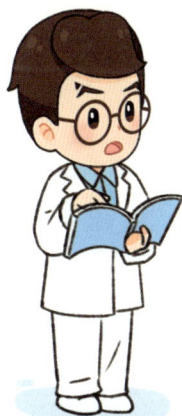

稳定型心绞痛的诱发原因

体力劳动

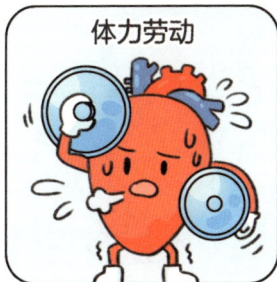

情绪激动

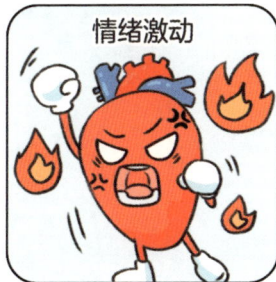

稳定型心绞痛的表现

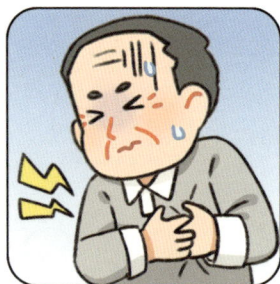

突发性胸痛

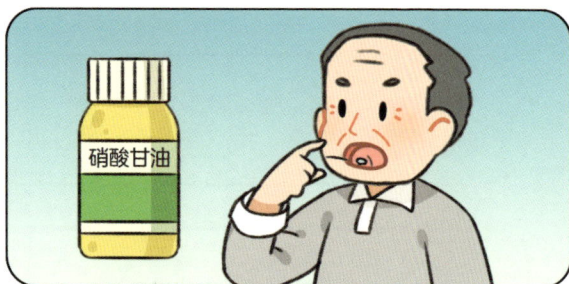

休息或者舌下含服硝酸甘油可缓解

急性心肌梗死的表现

对于急性心肌梗死，症状会更加严重，并伴随全身反应。疼痛部位和性质与心绞痛相同，但诱因不明显，常烦躁不安、出汗、恐惧，胸闷或有濒死感，持续时间较长，可达数小时或更长时间，休息和含服硝酸甘油多不能缓解。

同时，还可伴有心律失常、胃肠道症状，如恶心、呕吐、上腹胀痛等，甚至可因心脏供血不足而引起低血压和休克。有的疼痛表现为下颌、颈部、背部上方疼痛，被误认为牙痛或骨关节痛。

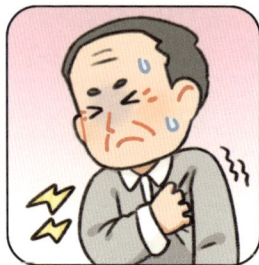

胸闷

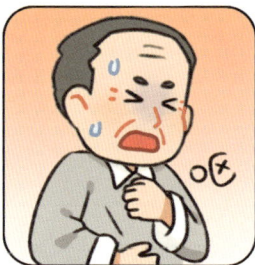

恶心、呕吐

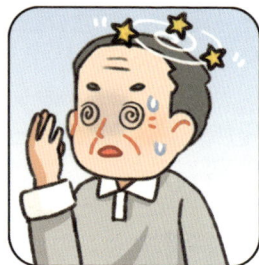

低血压

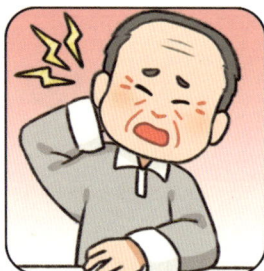

颈部、背部疼痛

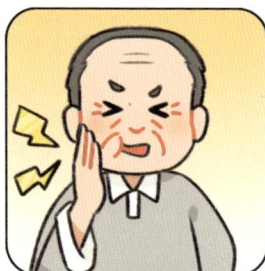

下颌疼痛

下表中列出了稳定型心绞痛和心肌梗死的症状表现。不论是哪一种类型，如果有持续或急性的心脏症状，应该立即就医。

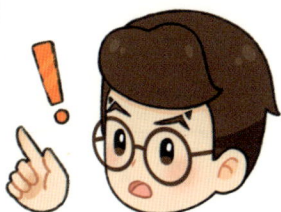

稳定型心绞痛与心肌梗死的表现

特征	稳定型心绞痛	心肌梗死
诱发因素	运动或情绪激动时	可能在休息或活动中发生
疼痛部位	胸部有压迫感，可能向颈部、下腭、手臂传播	常在胸部，可能向上肩部、颈部、下腭、手臂传播
疼痛性质	持续的胸痛，可能伴随呼吸困难	剧烈、持续的胸痛，可能伴随出汗、呼吸急促
持续时间	通常几分钟，休息后缓解	持续时间较长，不易缓解，可能需要医疗干预
疼痛缓解方式	休息或使用硝酸酯类药物	立即就医，可能需要介入治疗
全身症状	通常较轻，可能伴有轻度出汗	可能伴随严重出汗、呼吸急促、恶心、呕吐等症状

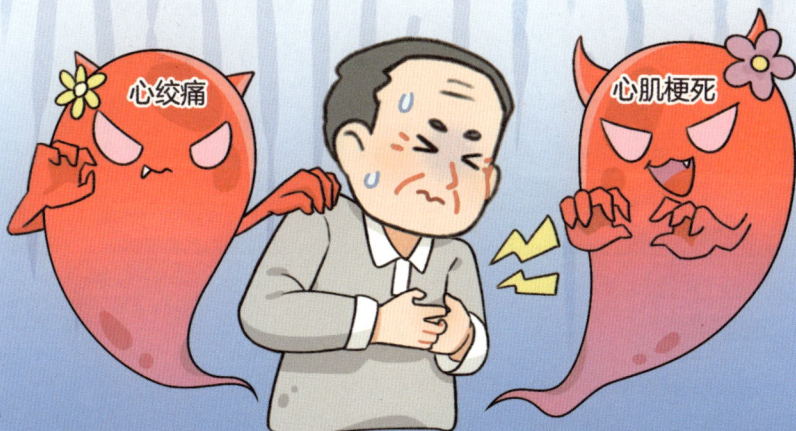

冠心病的高危人群有哪些

哪些人需要特别注意预防冠心病呢？

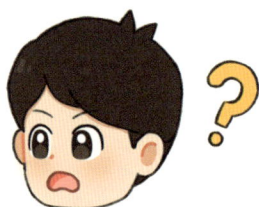

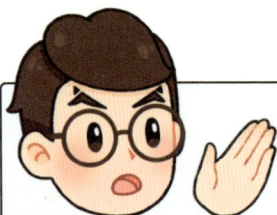

冠心病的高危人群与冠心病的危险因素有关。主要的危险因素包括：年龄、血脂异常、高血压、吸烟、糖尿病和糖耐量异常、肥胖。

年龄

　　冠心病多见于 40 岁以上的人，并且冠心病的发病率随年龄增长而增加。男性较多见，男女发病率的比例约为 2：1。因为雌激素有抗动脉粥样硬化的作用，故女性在绝经期后发病率迅速增加。有冠心病、糖尿病、高血压、高脂血症家族史者，冠心病的发病率增加。

惊喜！祝你生日快乐！

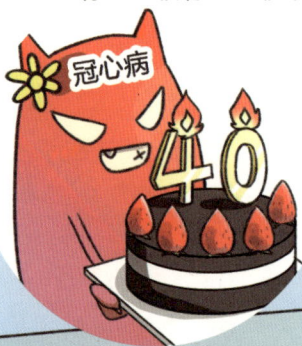

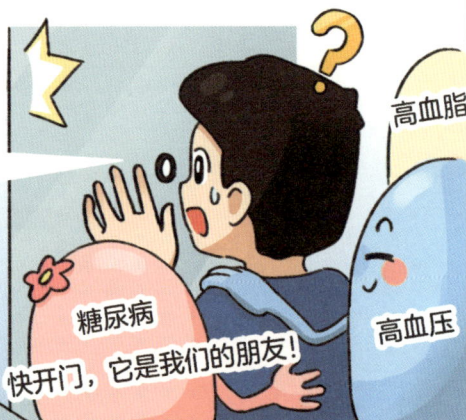

冠心病

40

高血脂

糖尿病

快开门，它是我们的朋友！

高血压

血脂异常

　　血脂异常包括总胆固醇和低密度脂蛋白胆固醇、甘油三酯升高，高密度脂蛋白胆固醇降低，高胆固醇血症者发生冠心病的概率是正常人群的 5 倍。

高血压

高血压患者患冠心病的概率是正常人的 3 ~ 4 倍，据统计冠心病患者中有 60% ~ 70% 患有高血压。长期动脉压增高可导致血管内膜损伤；同时血压升高促使脂质在血管壁沉积或者使血液黏稠度增加，容易发生动脉粥样硬化或者血栓。另外，高血压患者对儿茶酚胺（收缩因子）更敏感，容易发生冠状动脉痉挛，导致心肌缺血。

患冠心病的概率

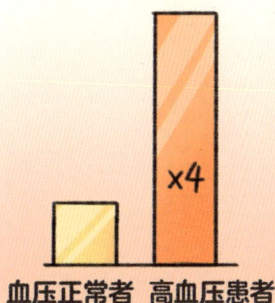

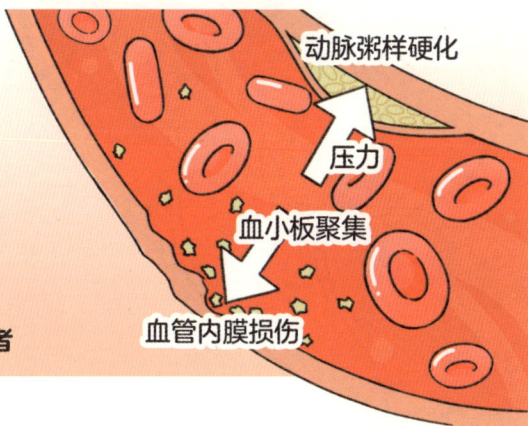

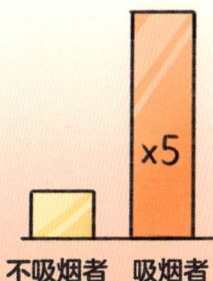

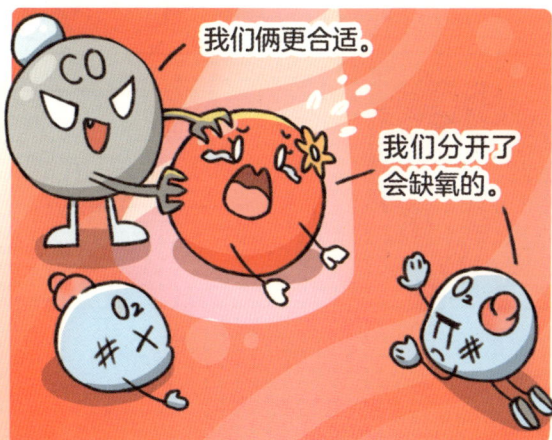

x4

血压正常者　高血压患者

动脉粥样硬化

压力

血小板聚集

血管内膜损伤

吸烟

吸烟者患冠心病的概率是不吸烟者的 5 倍，且与吸烟量成正比。吸烟者血中一氧化碳血红蛋白增高，香烟中的尼古丁可使血管收缩，以致动脉壁缺氧而造成动脉损伤。

患冠心病的概率

x5

不吸烟者　吸烟者

我们俩更合适。

我们分开了会缺氧的。

糖尿病和糖耐量异常

糖尿病患者患冠心病的概率是正常人的 2 倍。

肥胖

超重或肥胖虽然不如高血压、高脂血症、糖尿病那么重要，但肥胖可通过促进这三项因素的发生发展而间接导致冠心病。

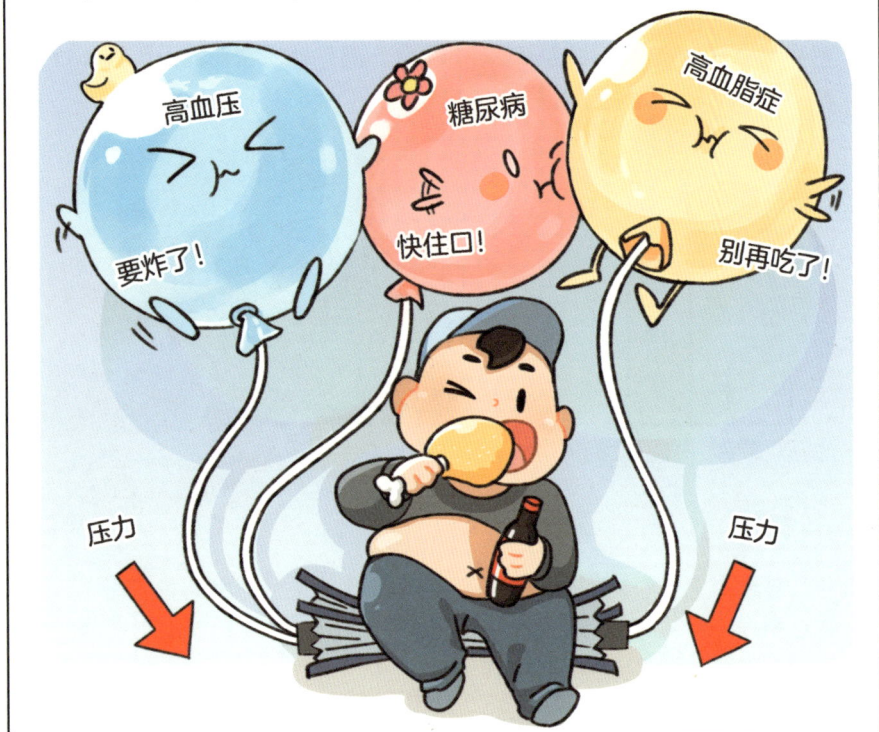

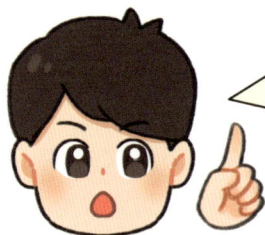

这些都是常见的慢性疾病，但是在日积月累下，就有可能引发严重问题。

是的，并且这些因素不是单独存在的，它们可能相互影响，我们一定要注意控制这些危险因素，并采取健康的生活方式来预防冠心病的发生或发展。

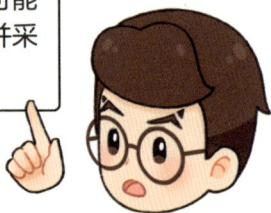

冠心病对生活的影响和危害有哪些

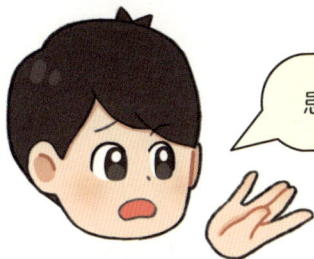

患上了冠心病会给生活带来什么影响和危害？

若不积极治疗通常会有以下几种后果。

冠心病是一种严重的心血管疾病，会对个体的生活产生广泛而深远的影响，包括生理、心理和生活方式等。

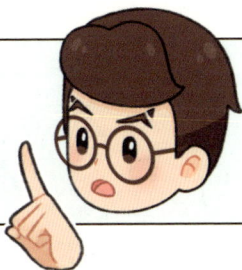

生理影响

冠心病是由冠状动脉狭窄或阻塞引起的心肌供血不足，从而影响心脏的正常功能。患者可能出现胸痛、胸闷、呼吸急促等症状，这会对日常生活造成极大的影响。严重情况下，冠心病可能导致心肌梗死，给患者带来严重的身体损害，甚至危及生命。

心理影响

冠心病常常伴随焦虑、抑郁和心理压力。患者对于心脏健康的担忧以及对于疾病发展的不确定性可能导致心理健康问题。同时，冠心病可能影响患者的睡眠，导致失眠或夜间醒来，进一步加重心理负担。

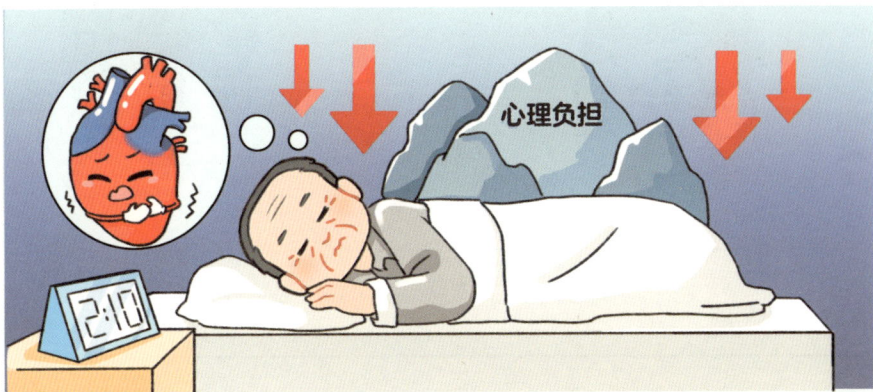

社交和职业影响

　　冠心病可能影响个体的社交和工作。由于生理状况的不稳定，患者可能需要调整工作强度或是休息更多时间。同时，对于社交活动的参与可能受到一定限制，特别是对于需要较大体力的活动。这可能导致患者在社交和职业方面感到一定的压力和挫折。

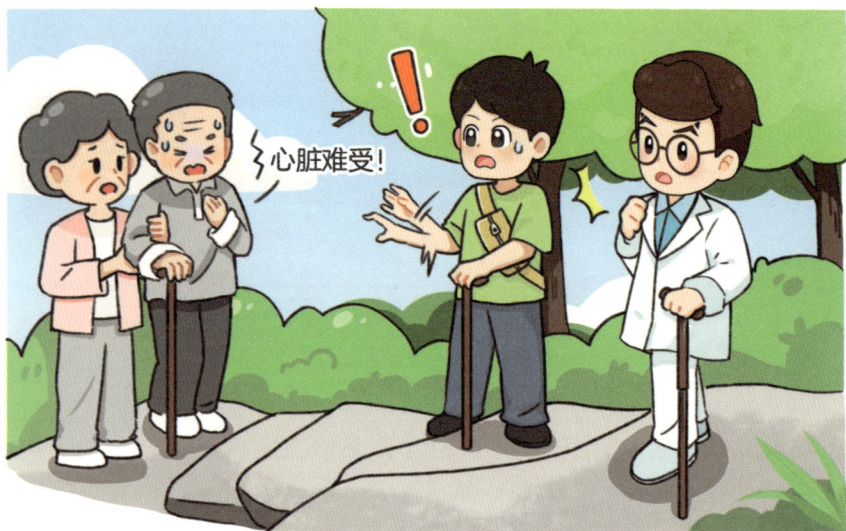

心脏难受！

原来冠心病的危害这么大呀，我更要让爷爷积极配合医生的治疗了。

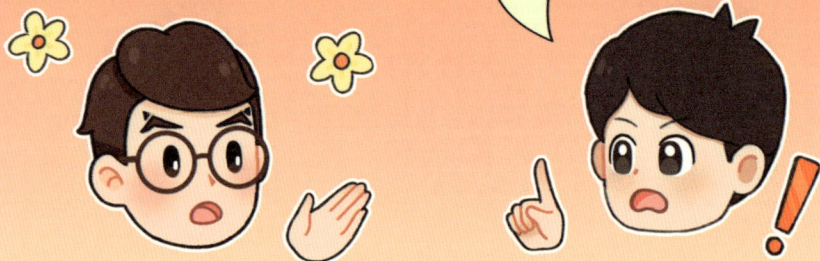

沟通的时候可要注意方式方法哦，保持积极乐观的心态也是冠心病治疗的关键。

第二章 如何发现冠心病

全国每年的冠心病诊断率高居不下，同时冠心病的发病率也有年轻化的趋势，早期诊断、干预冠心病，让自己和家人更放心。

导 读

- 抽血、心电图、超声心动图快速评估
- 平板运动试验，观察运动状态下的心脏
- 多层螺旋 CT 冠状动脉成像，无创且精准
- 冠状动脉造影，冠心病诊断"金标准"

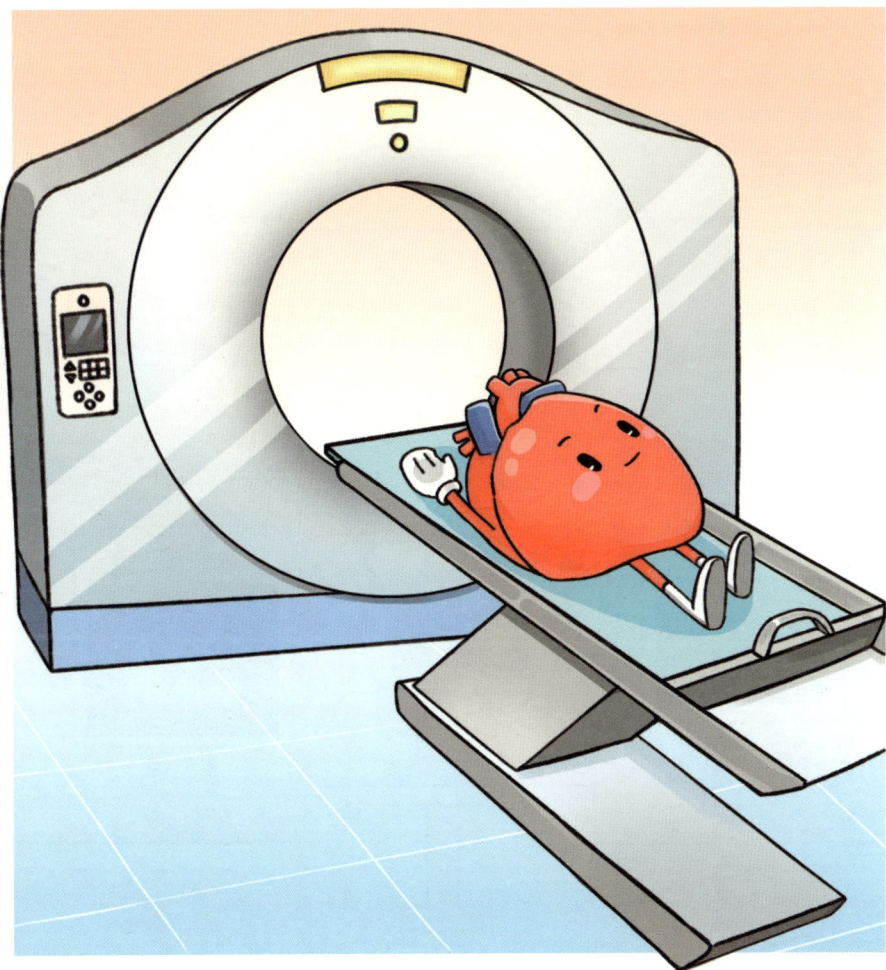

抽血、心电图、超声心动图快速评估

当出现了不舒服的症状，要做哪些检查来判断是否患有冠心病呢？

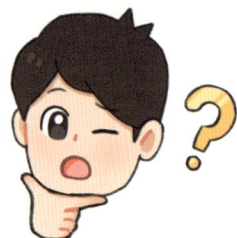

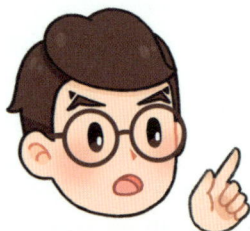

用于诊断冠心病的检查可包括实验室检查、心电图、超声心动图、运动负荷试验、多层螺旋CT冠状动脉成像（CTA）、冠状动脉造影等。它们分别从各个方面评估冠状动脉以及心脏功能，各有优势。其中，冠状动脉造影是诊断冠心病的"金标准"。

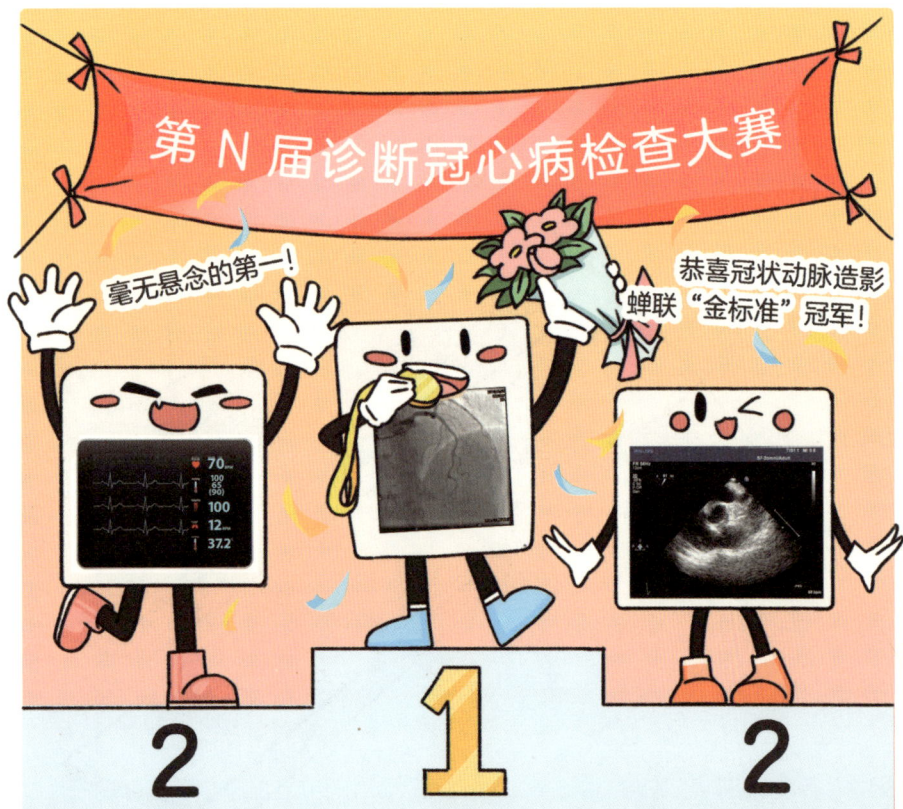

第 N 届诊断冠心病检查大赛

毫无悬念的第一！

恭喜冠状动脉造影蝉联"金标准"冠军！

有哪些检查是方便、快速，首要做的呢？

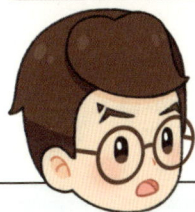

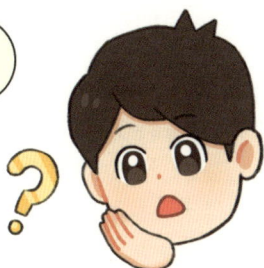

抽血检查是诊断冠心病的重要措施，可用于评估心血管疾病危险因素，并为判断预后情况提供依据。胸痛明显者需要检查血清心肌损伤标志物，包括心肌肌钙蛋白Ｉ或心肌肌钙蛋白Ｔ、肌酸激酶（CK）及同工酶（CK-MB）。血糖、血脂检查可了解冠心病的危险因素；其他还包括全血细胞计数、血清肌酐测定、肌酐清除率、空腹血脂水平测定、２型糖尿病筛查、甲状腺功能检查等。

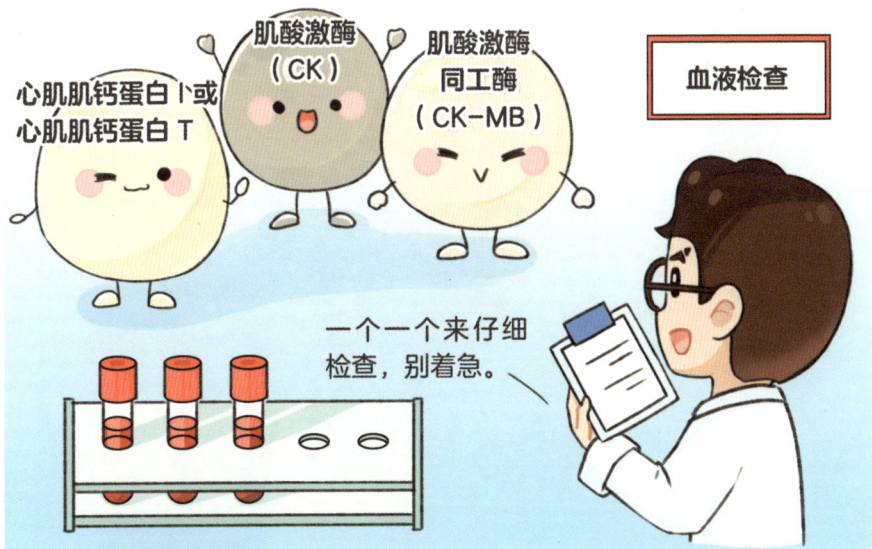

心肌肌钙蛋白Ｉ或心肌肌钙蛋白Ｔ

肌酸激酶（CK）

肌酸激酶同工酶（CK-MB）

血液检查

一个一个来仔细检查，别着急。

除了抽血还需要其他检查吗？

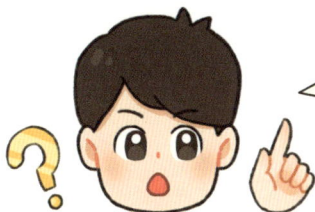

心电图检查也是必要的检查之一。在未发作静息时，约半数患者心电图在正常范围，也可能有陈旧性心肌梗死的改变或非特异性 ST 段和 T 波异常。在心绞痛以及心肌梗死发生时，绝大多数患者可出现心电图的特异性表现。

为了评估心脏结构和功能，往往还需要做心脏彩色超声（简称"彩超"）检查。心脏如同一个四居室的房子，通过彩超检查，医生能看到心脏有多大，每个房间（心房、心室）有多大，房间的门（瓣膜）有没有打不开（狭窄）或关不上（关闭不全）的情况，房间的墙壁（心肌）有没有增厚或变薄等。冠心病患者在心肌缺血不明显时，心脏彩超检查没有异常。但如果患者有陈旧性的心肌梗塞或严重的心肌缺血时，医生通过心脏彩超能看到缺血区或坏死区的心室壁运动出现异常。而且医生通过心脏彩超还能发现一些瓣膜疾病、心肌病导致的心绞痛。

以上的检查方便、快捷，可帮助医生对病情有初步的判断。

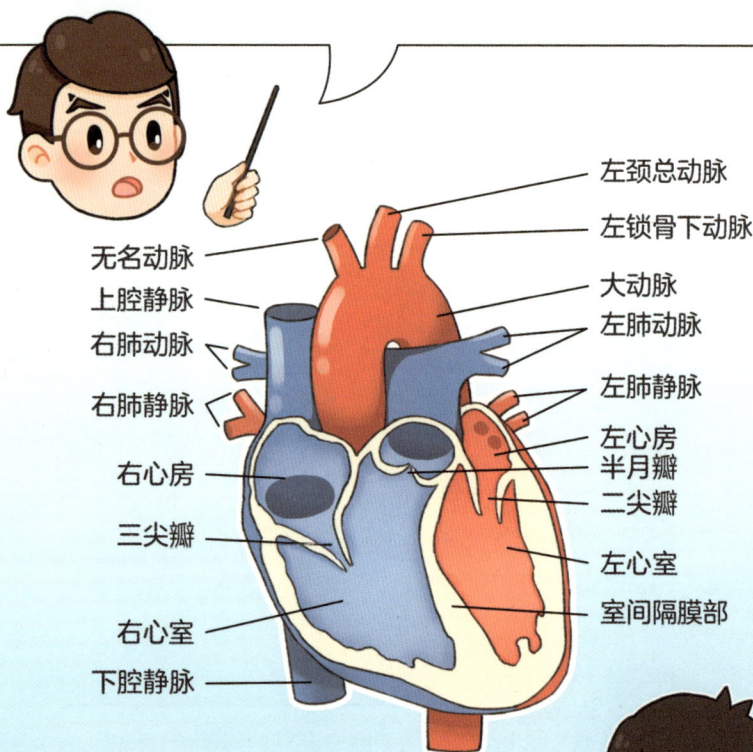

无名动脉
上腔静脉
右肺动脉
右肺静脉
右心房
三尖瓣
右心室
下腔静脉

左颈总动脉
左锁骨下动脉
大动脉
左肺动脉
左肺静脉
左心房
半月瓣
二尖瓣
左心室
室间隔膜部

看来这些都是有必要的检查。

平板运动试验，观察运动状态下的心脏

我爸爸运动时偶尔会觉得胸闷不适，但在平静状态下不会，怎么判断是否为冠心病呢？

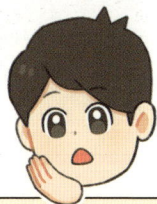

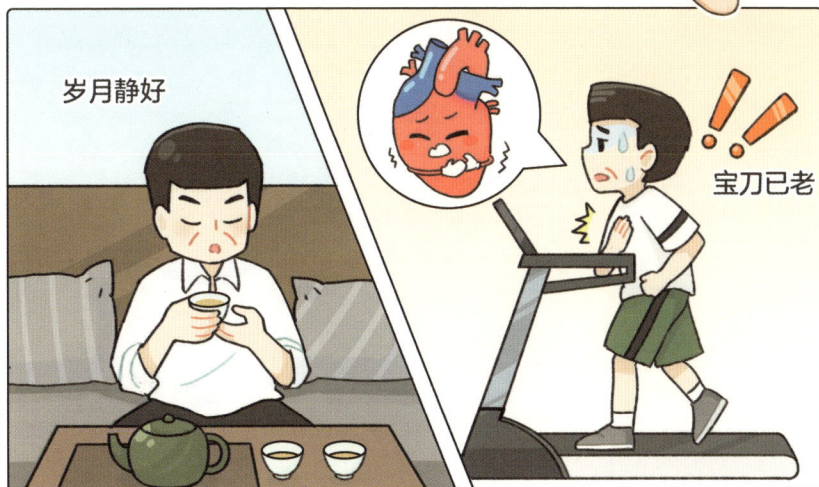

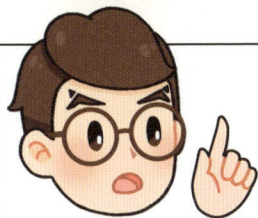

岁月静好

宝刀已老

平板运动试验可以帮助判断。这是一个比较经济简便的检查，通过观察在运动负荷状态下患者的症状和心电图变化，来判断有无心肌缺血。

叔叔不是这个平板。

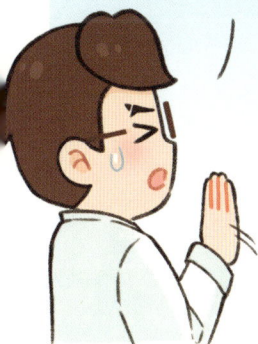

平板支撑轻轻松松，我可以一直做！

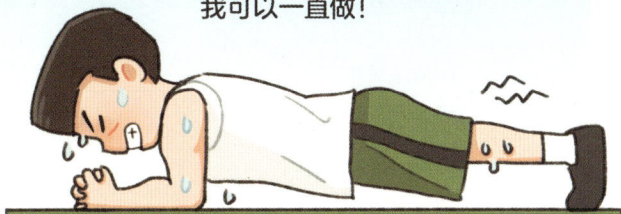

时间刚过去一分钟……

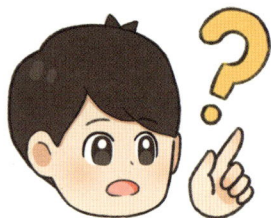

平板运动试验怎么做？有危险吗？

平板运动试验是给患者带上心电监护设备，按照要求在跑步机或脚踏车上运动，强度逐渐升级，观察患者心电图会不会出现心肌缺血的改变。

它的作用包括以下几点。

1. 了解冠心病的预后，检出高危患者。

2. 了解心肌梗死患者的预后。

3. 了解冠心病治疗效果。

4. 了解冠心病缺血阈值、冠状动脉储备及心功能情况，以及帮助检出无痛性缺血发作。

这个检查是有一定风险的，运动可能诱发患者出现严重的心肌缺血或心律失常，需要有医生在患者身边进行密切监测。

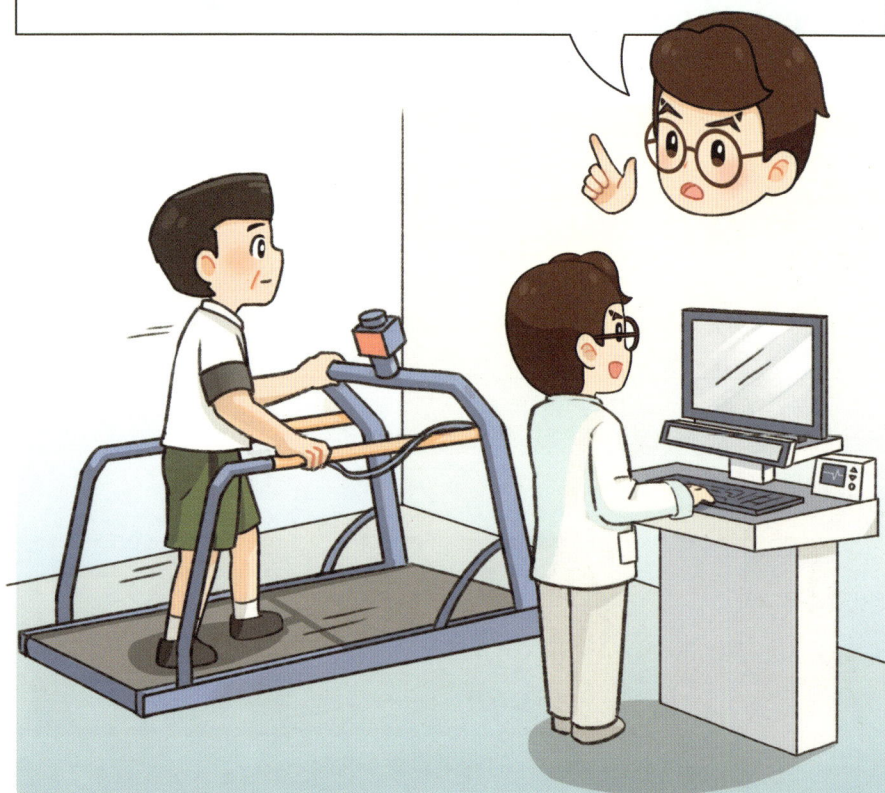

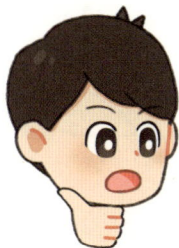

上面谈到的动态心电图是什么？
有什么作用呢？

　　动态心电图指的是心电图连续动态监测
（Holter 检查），可连续记录并自动分析 24 小时
（或更长时间）的心电图（双极胸导联或同步 12
导联），可发现心电图 ST 段、T 波改变和各种心
律失常。将出现异常心电图表现的时间与患者的
活动和症状相对照。

　　长时间心电记录，发现心脏缺血的概率就会增加，能解决普通心电图
时间短的缺陷。在动态心电图检查期间，医生可以让患者记录下自己的症
状情况。

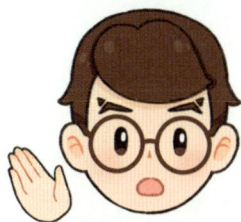

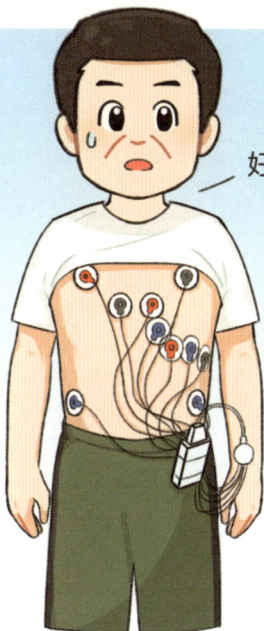

好，好吧。

今天我就 24 小时贴身监
控你啦！多多指教。

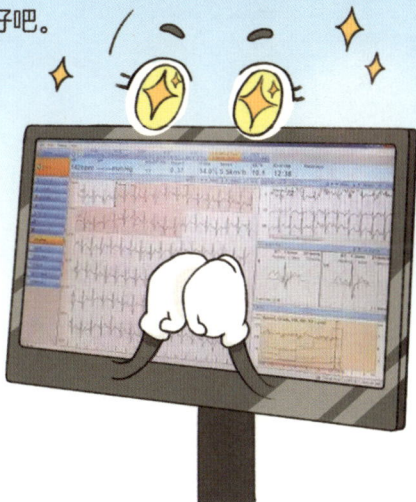

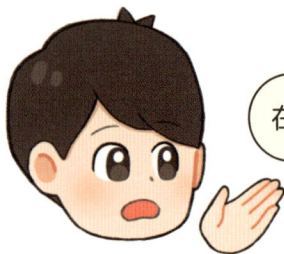

在佩戴动态心电图设备时需要注意什么呢？

为了确保设备准确记录，需要注意以下事项。

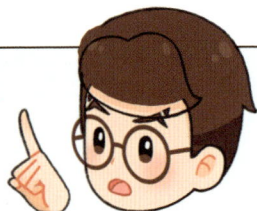

正常生活

在佩戴动态心电图设备期间，患者应保持正常的生活方式，包括进食、活动和睡眠，以便更真实地反映日常生活中可能发生的心脏问题。

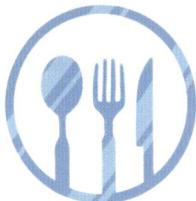

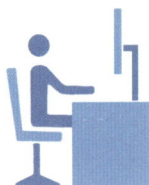

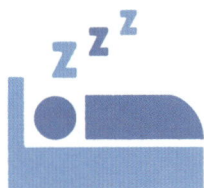

避免水接触

患者在佩戴设备期间要避免让设备接触水，以免影响设备的正常工作。

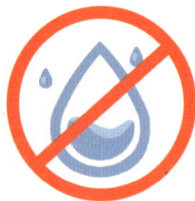

衣服柔软

检查时尽量避免穿化纤内衣，防止静电对记录的影响。

记录症状

如果在监测期间出现任何不适或症状，患者应该记录下来，这有助于医生更好地理解心电图的变化。

多层螺旋 CT 冠状动脉成像，无创且精准

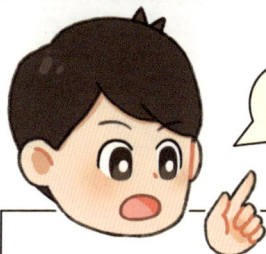

我们经常可以听到冠状动脉 CTA，究竟是什么呢？

多层螺旋 CT 冠状动脉成像（简称"冠状动脉 CTA"），它用于判断冠脉管腔狭窄程度和管壁钙化情况，对判断管壁内斑块分布范围和性质也有一定意义。冠状动脉 CTA 若未见狭窄病变一般可不进行有创检查；如果显示狭窄，则要根据狭窄程度决定是否住院治疗。

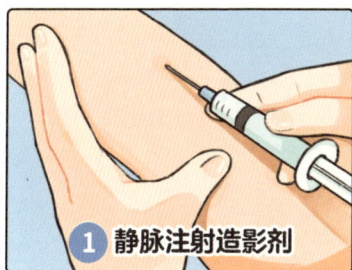

①静脉注射造影剂

冠状动脉 CTA 不需要住院，门诊就可以做，通过手臂静脉注射造影剂，同时在 CT 扫描下，观察冠状动脉的走行及病变，而且可以将冠状动脉单独呈现为一个立体的影象。

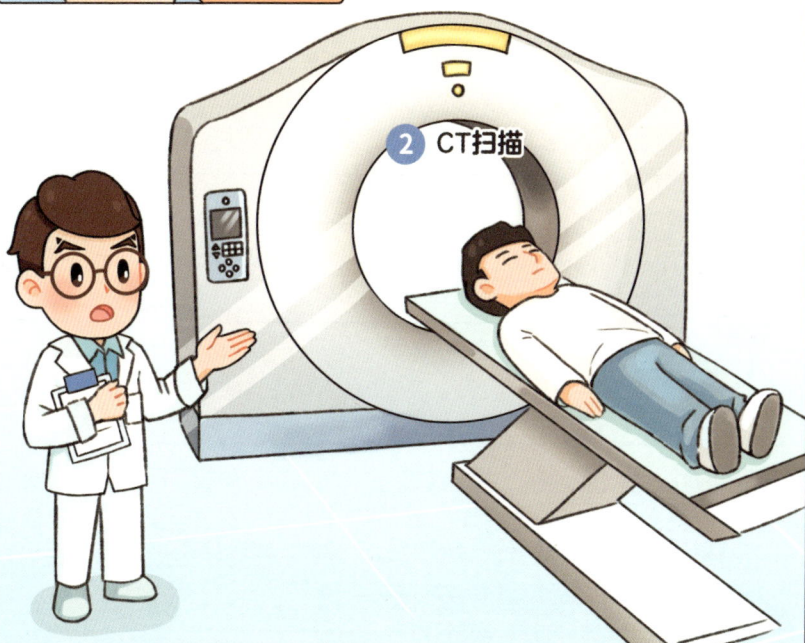

②CT扫描

冠状动脉 CTA 可以代替冠状动脉造影吗？

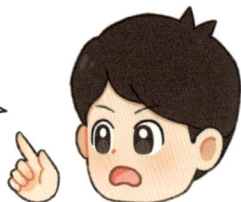

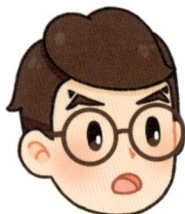

不能。与冠状动脉造影相比，冠状动脉 CTA 的优势在于无须住院，无创检查，主要的目的是检查有无狭窄病变，但对于冠状动脉狭窄程度的评价，尤其是狭窄大于 70% 时，准确性下降。

我无须住院，无创检查。

冠状动脉 CTA

棒球棒也是棒。

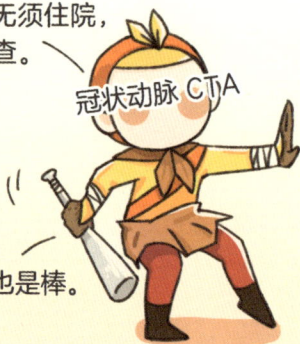

我对狭窄程度评价准确性高。

冠状动脉造影

我用金箍棒。

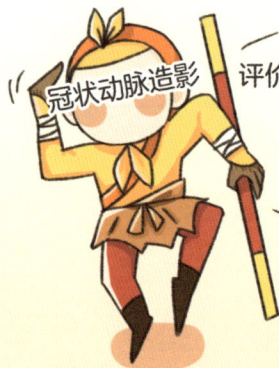

另外，当冠状动脉严重钙化时，会严重影响影像科医生和心内科医生对冠状动脉真实狭窄程度的判断。心率快或心律不齐的患者受限于这项检查。如果您是房颤患者，就做不了此项检查。

做冠状动脉 CTA 检查需要做哪些准备呢？

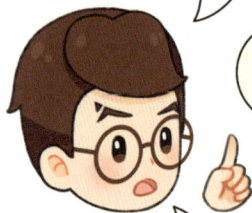

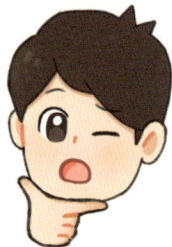

冠状动脉 CTA 整个过程通常分为以下几个步骤：①进入 CT 室前，需要打留置针，用于稍后注射造影剂；②CT 扫描过程中，需要根据语音指示进行吸气、屏气、正常呼吸；③CT 扫描结束后，需要在 CT 室外观察 20 分钟，无不适反应才能拔针离开。

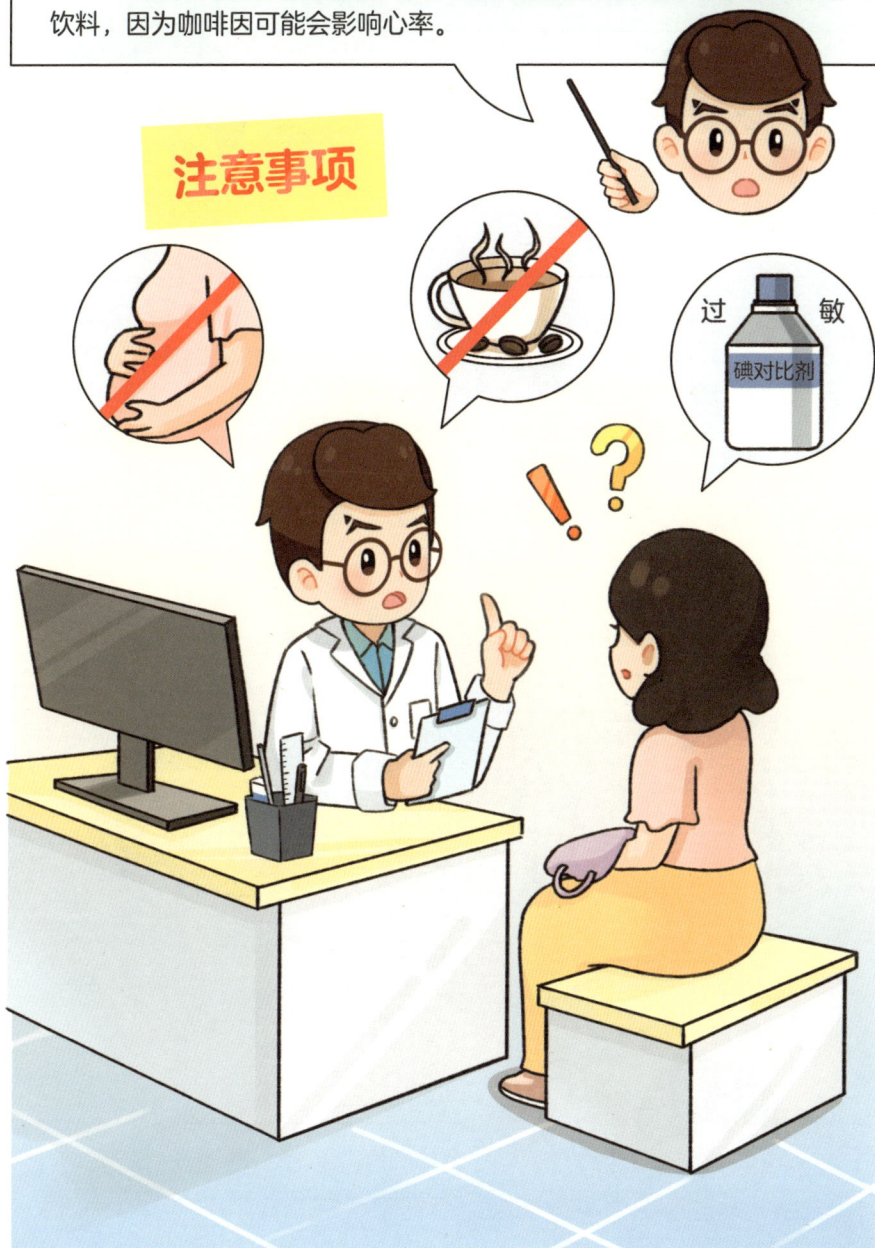

需要注意以下注意事项。

1. 如果怀孕或怀疑可能怀孕，请在检查前告知医生。

2. 告知过敏史　如果您对对比剂或碘过敏，请提前告知医生。

3. 避免咖啡因　在检查前几天，最好避免食用含有咖啡因的食物和饮料，因为咖啡因可能会影响心率。

注意事项

过敏

碘对比剂

冠状动脉造影，冠心病检查"金标准"

为什么说冠状动脉造影是冠心病诊断的"金标准"呢？

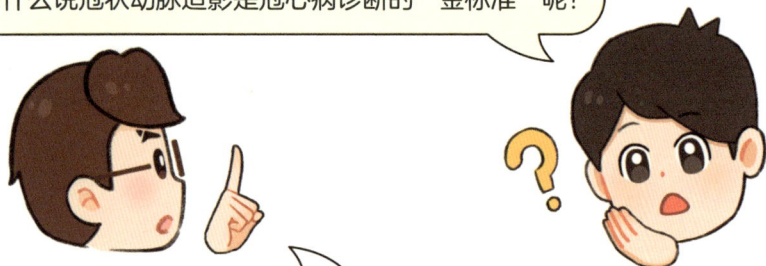

目前，对于冠心病诊断最好的检查是冠状动脉造影。它可使左、右冠状动脉及其主要分支得到清楚的显影，并发现狭窄性病变的部位并估计其程度。当检查发现心外膜下冠状动脉直径狭窄 > 50%，且有典型心绞痛症状或无创检查提示患者有心肌缺血，可以诊断为冠心病。这是有创检查，需要住院。

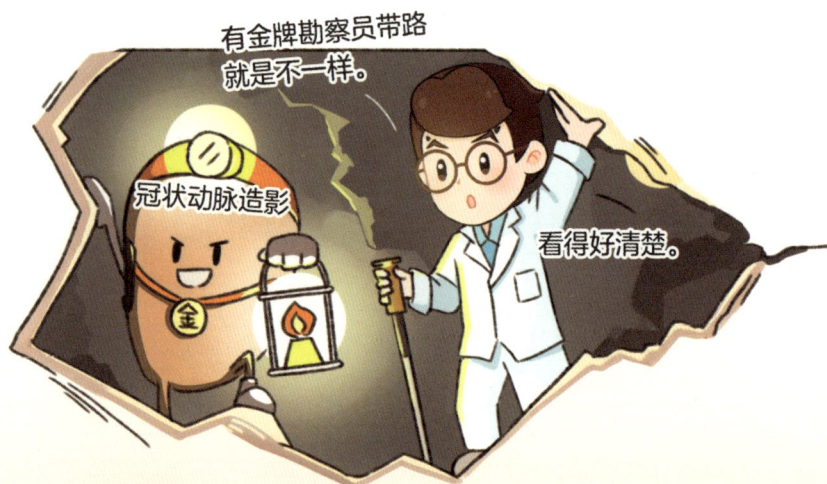

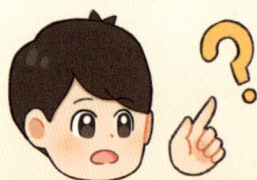

有金牌勘察员带路就是不一样。

冠状动脉造影

看得好清楚。

具体的过程是怎么样的呢？

以下是这一过程的简要步骤。

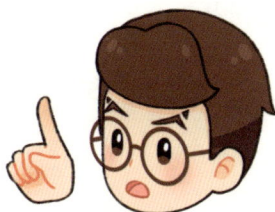

准备

在进入导管室之前，护士需要在检查者手臂打留置针。医生会在检查者手臂或腿部插入一条导管，形成大概 2mm 的创口。

局部麻醉

在插管点附近，医生会使用局部麻醉药物，以确保在整个过程中没有疼痛感。

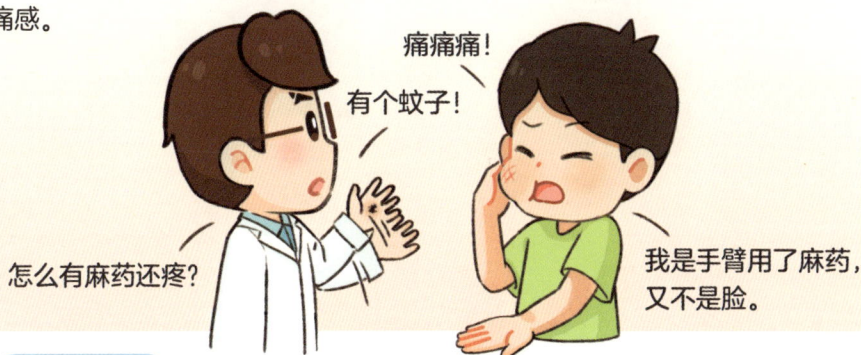

痛痛痛！

有个蚊子！

怎么有麻药还疼？

我是手臂用了麻药，又不是脸。

导管插入

医生会通过插管将一根细长的导管引入血管系统，通常是通过大腿或手腕的动脉。导管会被引导至心脏附近的冠状动脉。

造影剂注射

一旦导管达到冠状动脉附近，医生会注入一种称为造影剂的特殊药物，以增强 X 射线影像的清晰度。

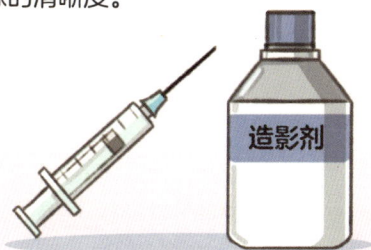

造影剂

X 射线摄影

X 射线机会在导管注入对比剂的同时拍摄图像，显示冠状动脉的情况。医生会观察这些图像，评估冠状动脉是否狭窄或有其他问题。

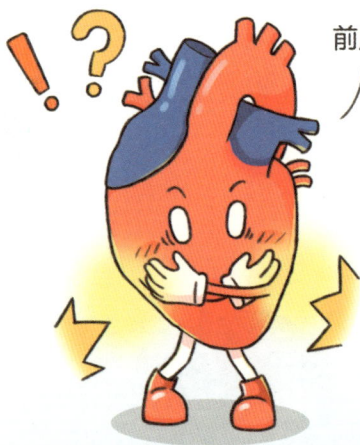

前后左右、上上下下都被看了！

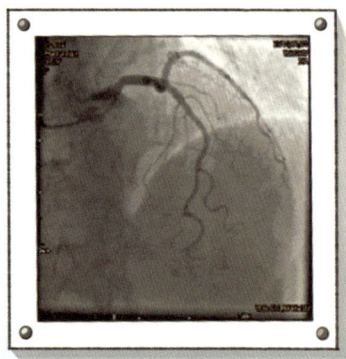

导管拔出

在检查结束后，导管会被小心地拔出。

恢复

检查者手腕或者大腿上的穿刺点会被加压包扎，以防出血，返回病房后，会进行血压监测，确保没有并发症。

第三章 如何治疗冠心病

在冠心病的治疗中，生活方式干预是关键，综合药物治疗是基础，微创介入和外科搭桥是精准选择。

导 读

- 冠心病的治疗
- "三高"问题要重视
- 经皮冠状动脉介入治疗
- 外科搭桥，给堵塞的血管"建渠引流"
- 有效的康复训练有助恢复"受伤的心"
- 心病也得同时治

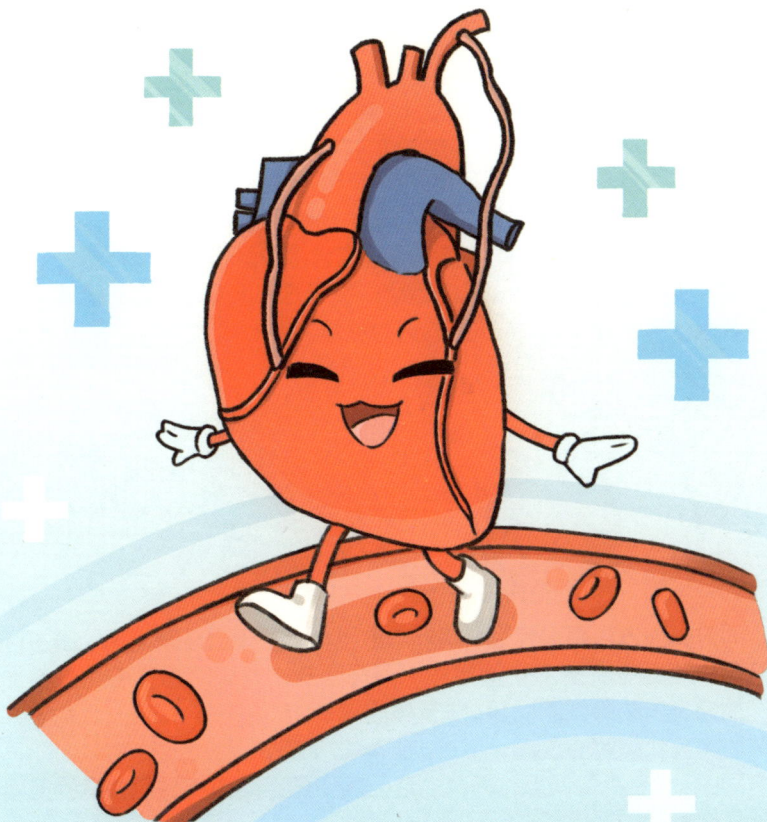

冠心病的治疗

冠心病怎么治疗呢?

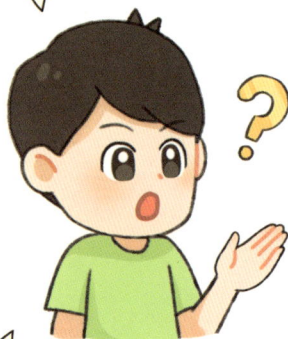

首先,当急性发作时,应尽快入院治疗。在度过急性期后,最重要的是生活方式调整加药物治疗。

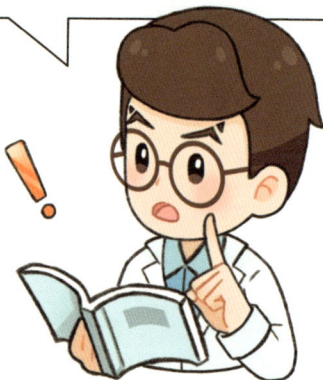

具体怎么做呢?

　　改变生活方式应采取以下措施来降低心肌梗死的发生和死亡风险:①戒烟(如果您吸烟的话),具体方法医务人员可以提供帮助。②饮食调整:选择优质蛋白,多吃蔬菜水果等富含膳食纤维的食物,选择低糖型水果,少吃精制米面。③保持运动:每周 3～4 天进行有氧运动(快走、游泳、骑自行车)。④超重者努力减重。

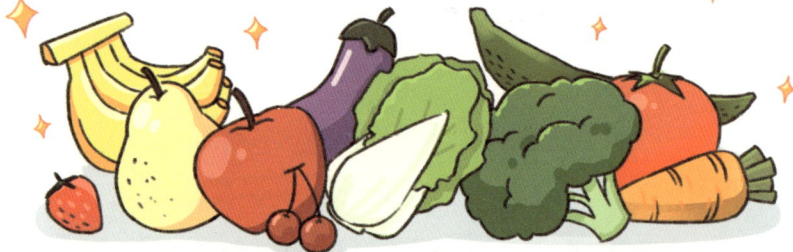

　　同时,通过药物治疗冠心病非常重要,必须谨遵医嘱用药。医生可能开具以下药物:抗血小板药物(阿司匹林、氯吡格雷)防止血栓形成;他汀类药物降低胆固醇;β 受体阻滞剂减慢心率,降低心肌耗氧;硝酸酯类药物缓解心绞痛;ACEI 或 ARB 类药物保护心脏。

　　同时,"三高"问题,即高血症、高血压、高血糖是冠心病的危险因素,应重视。

"三高"问题要重视

"三高"和冠心病有什么联系呢？

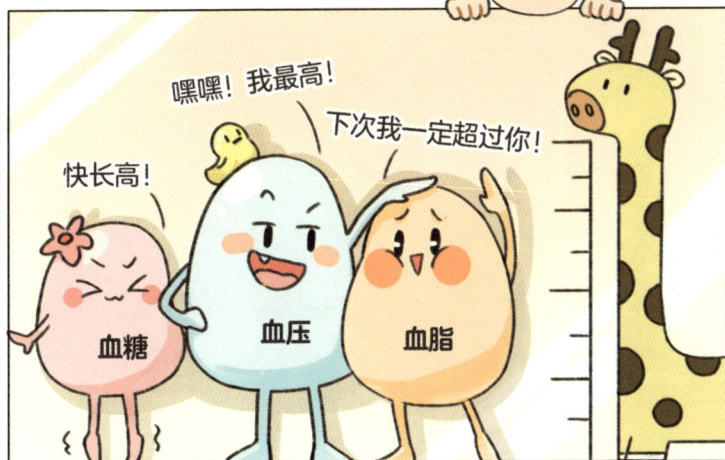

嘿嘿！我最高！

下次我一定超过你！

快长高！

血糖

血压

血脂

　　"三高"就是我们常说的高血压、高血糖、高血脂。目前，我国18岁及以上成人的高血压、糖尿病和血脂异常患病率分别为27.9%、12.4%和40.4%。"三高"常常合并存在，在不同研究中，高达61.5%的高血压患者合并有血脂异常，65.8%的血脂异常患者合并有高血压，67.1%的糖尿病患者合并有血脂异常，这三项危险因素相互影响、相互加重，产生协同作用，增加发生心血管事件的风险，严重会造成死亡。

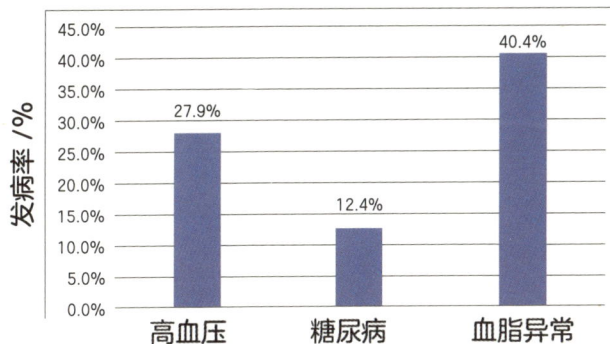

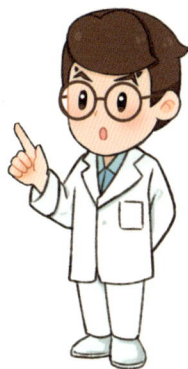

数据出自《"三高"共管规范化诊疗中国专家共识（2023版）》。

根据《中国高血压防治指南（2024年修订版）》，中国高血压患病率已达31.6%。

怎么才能尽早预防和发现"三高"问题呢?

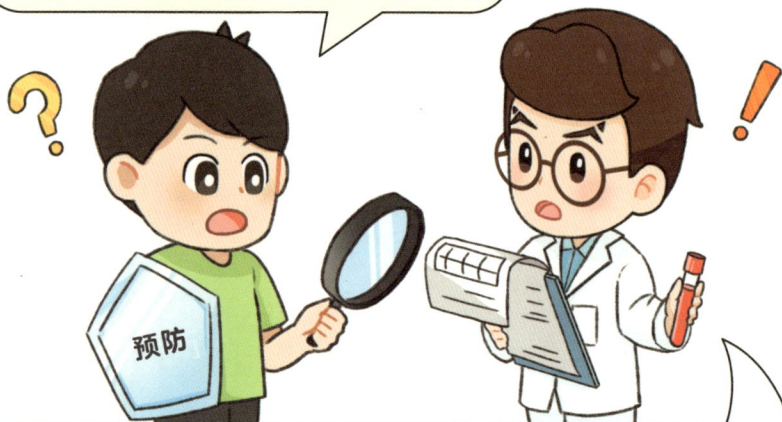

预防

高血压、糖尿病和血脂异常大多数无明显临床表现,需要通过筛查才能早期发现。

高血压

建议血压正常者至少每年测量 1 次血压,高危人群经常测量血压,积极推广使用家庭测量血压技术。

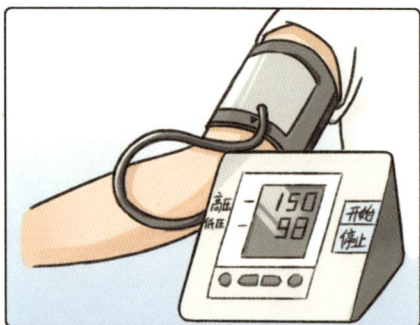

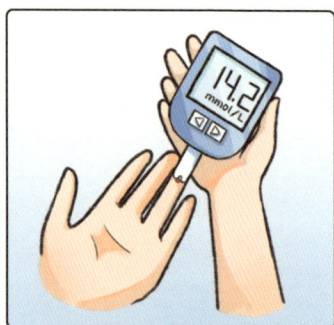

糖尿病

建议对 2 型糖尿病高危人群和 40 岁及以上成人每年至少检测 1 次血糖,项目可为空腹血糖、口服葡萄糖耐量试验或 HbA1c。筛查结果为糖尿病前期者,建议每半年检测 1 次血糖,每年到医院进行 1 次糖尿病诊断性评价。

血脂异常

建议对 40 岁以下成年人每 2～5 年进行 1 次血脂检测，40 岁及以上成年人每年至少检测 1 次，动脉粥样硬化性心血管疾病（ASCVD）高危人群应根据个体化防治的需求进行血脂检测。

哪些人需要进行以上筛查？

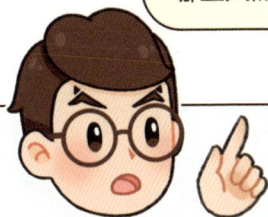

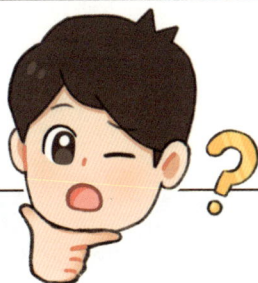

主要的高危人群主要包括以下几类。

1. 心血管疾病患者。
2. 身体质量指数（BMI）≥ 24kg/m² 和 / 或中心型肥胖者（男性腰围 ≥ 90cm，女性腰围 ≥ 85cm）。
3. 有高血压史或正在接受降压治疗者。
4. 糖尿病前期患者。
5. 家族性高脂血症患者。
6. 有早发性心血管疾病家族史者（男性一级直系亲属在 55 岁前或女性一级直系亲属在 65 岁前发病）。
7. 慢性肾脏病。

$$BMI = \frac{体重（千克）}{身高（米）^2}$$

18.5　　24.0　　28.0

偏轻　正常　超重　肥胖

维持体重　　减重

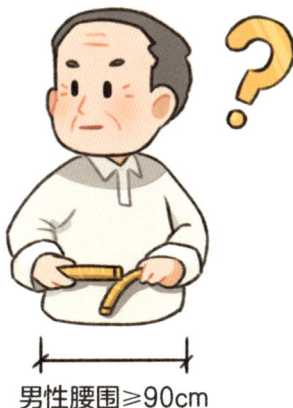

男性腰围≥90cm

高血压、糖尿病与血脂异常的诊断标准

诊断疾病	诊断标准
高血压	诊室血压 >140/90mmHg（非同日 3 次测量），或家庭血压平均值 >135/85mmHg（每日早、晚测量，连续测量 5～7 天）
糖尿病	典型糖尿病症状＋随机血糖≥11.1mmol/L，或空腹血糖≥7.0mmol/L，或 OGTT 2h 血糖≥11.1mmol/L，或 HbA1c≥6.5%，无糖尿病典型症状者，须改日复查确认
血脂异常	符合以下至少 1 条 1. TC > 5.2mmol/L（200mg/dL） 2. LDL-C > 3.4mmol/L（130mg/dL） 3. HDL-C < 1.0mmol/L（40mg/dL） 4. 非 HDL-C > 4.1mmol/L（160mg/dL） 5. TG > 1.7mmol/L（150mg/dL）

如果发现了"三高"，应该怎么处理呢？

现在"三高"共管的干预主要为"生活方式＋药物治疗"。

生活方式干预

主要措施如下。
1. 合理膳食，建议合理膳食，科学食养。
2. 减少钠盐摄入，每日食盐不超过 5g。

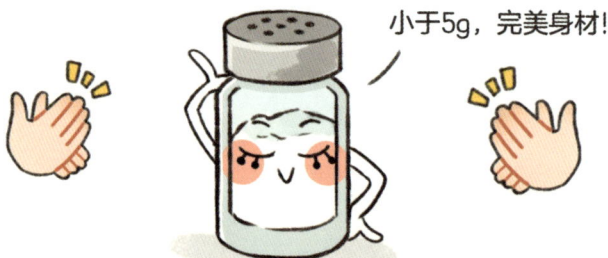

小于5g，完美身材！

3. 增加身体运动，减少久坐等静态生活方式，每周至少 150 分钟中等强度身体运动。

4. 控制体重，使身体质量指数 < 24kg/m^2，男性腰围 < 90cm、女性腰围 < 85cm。

5. 不吸烟、彻底戒烟、避免被动吸烟。

6. 不饮酒或限制饮酒。

7. 减轻精神压力，保持心理平衡。

8. 健康睡眠，养成每天 7 ~ 8 小时的睡眠习惯。

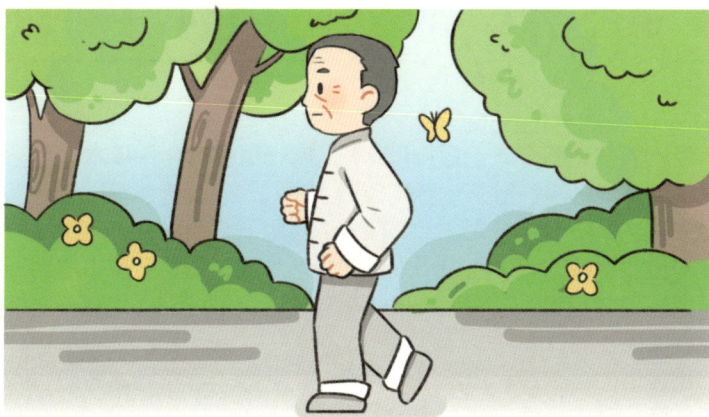

药物治疗

在改善生活方式的基础上，需要依靠规律、终身服药来维持血压、血糖及血脂的稳定。药物是把双刃剑，既能治病，亦能致病。药物虽有副作用，但不是"不能"服药，而是"不乱"服药。间歇用药或者频繁换药，反而会加重对心、脑、肾等器官的损害，当服药过程中出现不适，应及时就医。

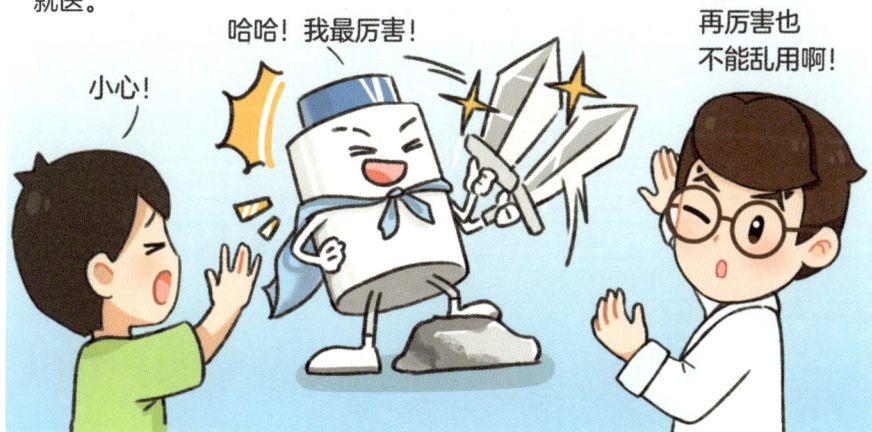

经皮冠状动脉介入治疗

经皮冠状动脉介入治疗是什么呢?

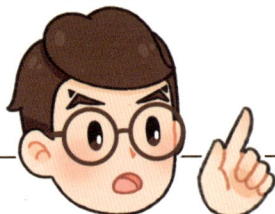

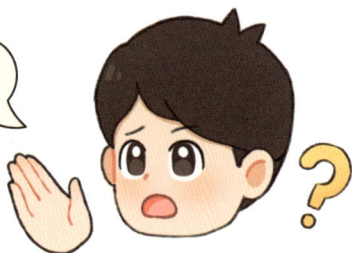

经皮冠状动脉介入治疗（PCI）是指一组经皮介入技术，包括经皮球囊冠状动脉成形术、冠状动脉支架植入术和斑块旋磨术等。自1977年首例经皮冠状动脉腔内成形术（PTCA）应用于临床以来，PCI成为冠心病治疗的重要手段。PCI能提高患者的生活质量，随着新技术的出现，尤其是新型药物洗脱支架及新型抗血小板药物的应用，冠状动脉介入治疗的效果也在不断提高。

用通俗的话来说，PCI是一种通过皮肤插入导管到达心脏，帮助清除冠状动脉堵塞的治疗方法，大致的过程如下。

您的终点已到达，导航结束

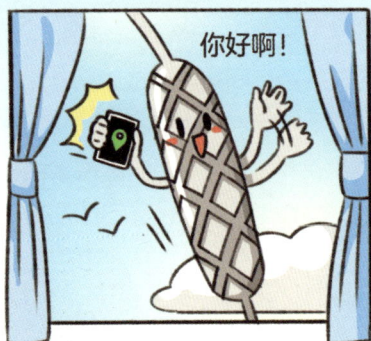

你好啊！

这里38楼，你从哪里来的？

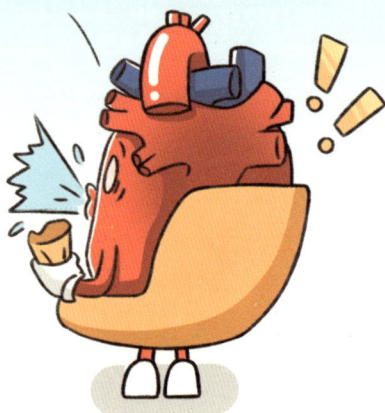

导管置入

医生会通过一根细长的导管，通常从手腕或大腿的血管插入，引导导管直接到达心脏附近的冠状动脉。

球囊扩张

一旦导管到达堵塞的冠状动脉，医生会使用特殊的设备，如球囊导管，通过导管送达堵塞位置。球囊会被充气，像气球一样，把堵塞的动脉撑开，使血流通畅。

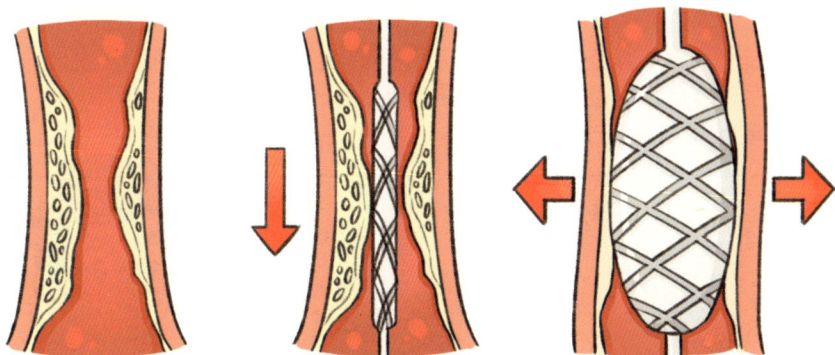

堵塞的冠状动脉　　　球囊导管送达堵塞位置　　　球囊充气

支架置入

在使用球囊导管的同时，医生还可能植入支架导管，将不锈钢或合金材料制成的支架，通过桡动脉或股动脉，在影像设备引导下，逆着血管注射造影剂，看清冠状动脉情况后，把支架放在狭窄的冠状动脉里面，然后把狭窄的血管撑开，这样血就可以流过去了，类似于在道路上建立一个支撑结构，以防止动脉再次狭窄。支架在植入后会留在动脉内，帮助保持血管的开放状态。

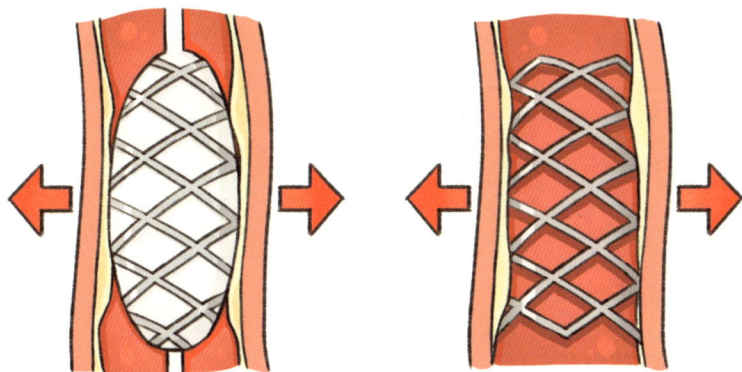

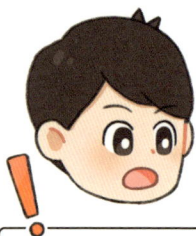

原来是这样，那支架会移位或者掉到血管里游走吗？

在手术过程中，支架置放到血管狭窄处时会用气囊撑开，使支架紧紧地嵌于冠状动脉壁上，支架置入后，将被人体组织完全覆盖，形成类似于钢筋混凝土的包裹结构，与血管合为一体，无法分离，便不存在移位或掉到血管里游走的可能。

兄弟,做得不错啊！

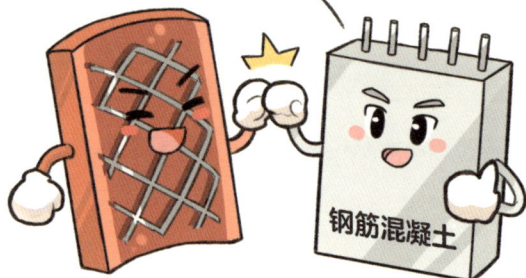

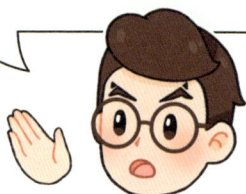

钢筋混凝土

那么支架会变得狭窄吗？

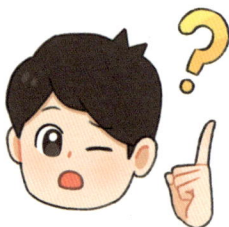

支架植入术后坚持规律服药，"三高"控制不好会有支架内再狭窄的风险。目前有药物涂层球囊（DCB），即在传统球囊上覆盖一层抗增殖药物，其药物成分能在单次球囊扩张的时间内迅速渗透进血管壁，发挥抑制平滑肌细胞增殖与迁移的作用，从而阻碍再狭窄进程。

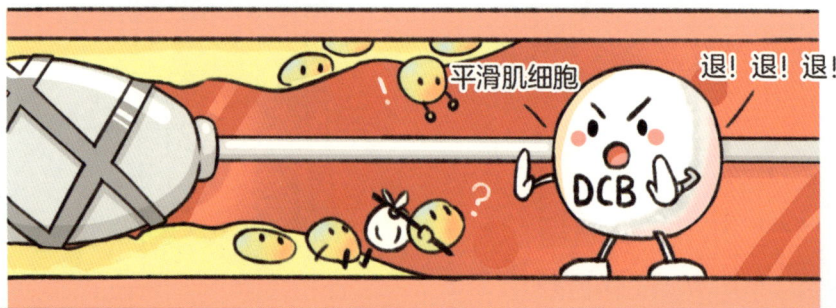

平滑肌细胞

退! 退! 退!

DCB

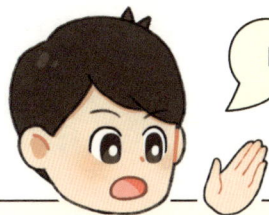

DCB 有哪些优点呢?

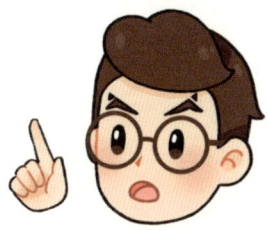

　　DCB 的作用特点要求其携带的抗增殖药物在释放和进入血管壁过程中有尽可能高的转运速率和尽可能持久的壁内存留。紫杉醇因其亲脂性强的特点使其能快速被血管壁均匀摄取,持久抑制平滑肌细胞的增殖,是目前 DCB 药物涂层的主要选择。药物涂层球囊作为一种新的治疗支架内再狭窄的介入手段,其操作简单、发生再狭窄的概率相对较低,术后风险并不比再次支架植入高,由于其不再进行支架植入,避免了多层支架的植入,为支架内再狭窄的治疗提供了一种新的选择。

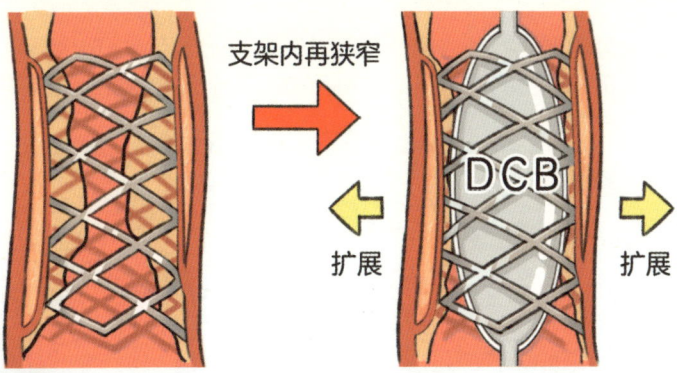

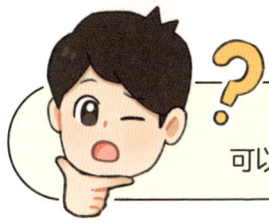

支架内再狭窄

DCB

扩展　　扩展

　　放了支架后可以做其他检查吗,如磁共振,另外可以坐飞机吗?

这些都是可以的,不会受到影响。

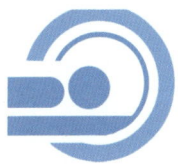

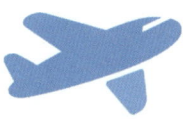

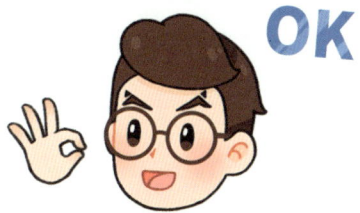

OK

放了支架后是不是就"一劳永逸"，就不用管了？

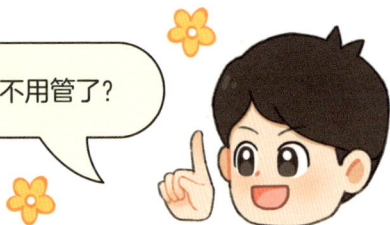

冠心病属于终身疾病，药物治疗是基础，不论是否放置支架，药物治疗都不可或缺，并且对危险因素加以控制。心肌梗死患者冠状动脉本身存在严重的血栓负荷，加之冠状动脉介入术中血管内膜损伤的促血栓作用，均会促使支架内血栓形成，因此抗栓治疗一直都是重中之重。以下是一些建议。

遵医嘱用药

患者可能需要继续使用一些药物，如抗凝血药、抗血小板药、降脂药等。确保按照医生的嘱咐正确使用药物，不要随意中断或更改剂量。

用药不规范，亲人两行泪

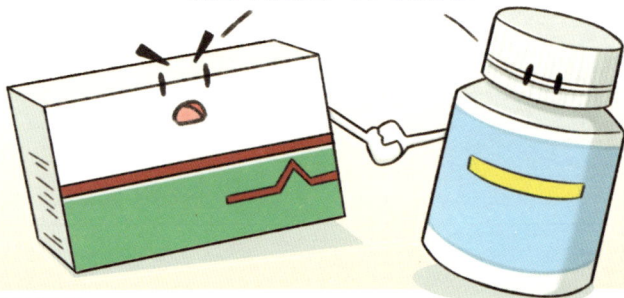

定期随访

遵循医生的建议，参加定期的随访和检查。这有助于监测心脏健康状况，及时发现并处理任何问题。

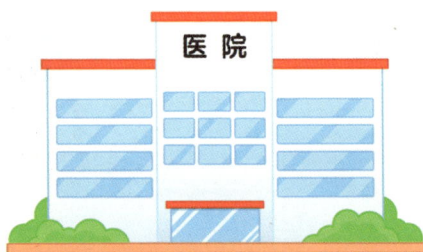

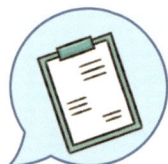

医 院

保持健康生活方式

采取健康的生活方式对心脏健康至关重要，包括适当控制体重、良好的饮食习惯、戒烟以及适度运动等。

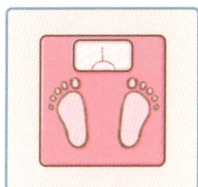

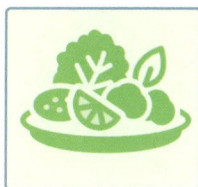

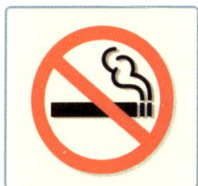

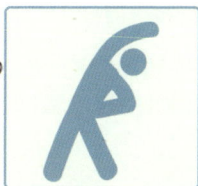

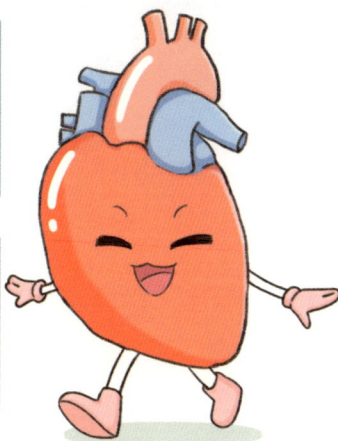

控制血压和血糖

如果患者同时患有高血压或糖尿病，需要采取措施保持血压和血糖在正常范围内，以降低心血管疾病的发生风险。

饮食调整

采用低脂、低胆固醇的饮食，增加新鲜水果和蔬菜、全谷类和健康脂肪的摄入，限制饱和脂肪酸和胆固醇的摄入。

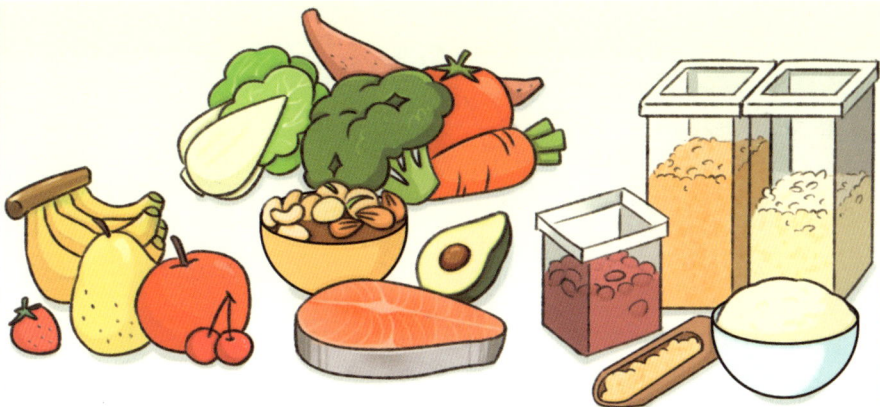

适度运动

在医生的指导下进行适度的运动。有氧运动，如散步、游泳等对心脏健康有益，但要避免过度劳累。

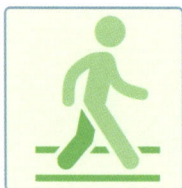

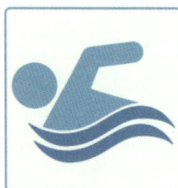

避免过度压力

控制情绪和减轻压力对心脏健康同样重要。学习放松技巧、规律作息、保持良好的精神状态。

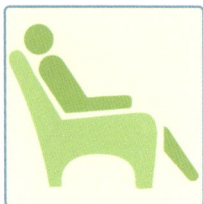

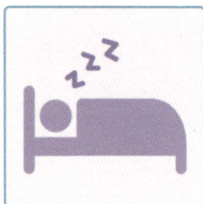

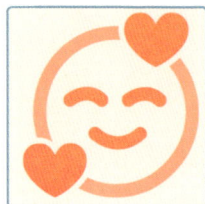

及时处理感染

避免感染，及时治疗感冒、流感等疾病，因为感染可能对心脏有不良影响。

戒烟限酒

戒烟和限制酒精摄入有助于改善心血管健康。

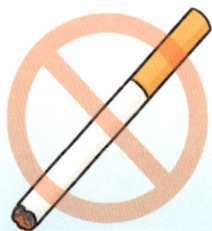

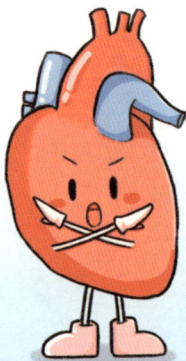

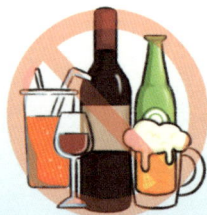

外科搭桥，给堵塞的血管"建渠引流"

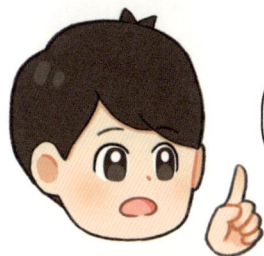

我朋友放了支架后血管又堵塞了，听说需要做"搭桥"手术，什么叫心脏搭桥手术？

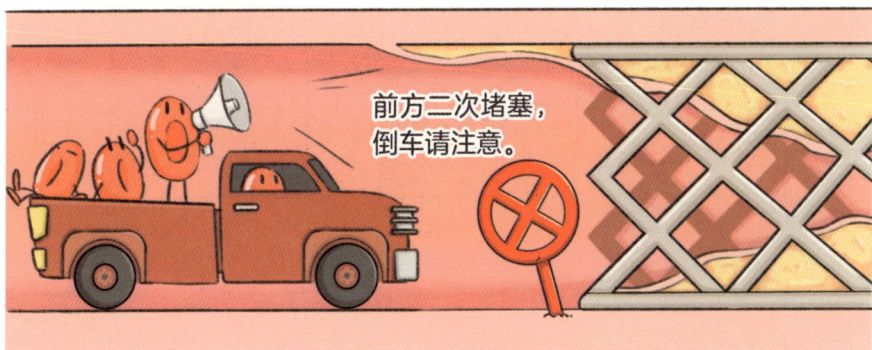

前方二次堵塞，倒车请注意。

心脏搭桥手术全称冠状动脉旁路移植术（CABG），可以理解为建一座桥梁跨过障碍，使通行顺畅。冠状动脉搭桥术就是从患者其他部位取一根血管，将这根自身血管一端与主动脉缝合，另一端则接连在冠状动脉狭窄病变的远端，移植的血管就像一座桥架在主动脉和冠状动脉之间，跨越了冠状动脉狭窄的部位。

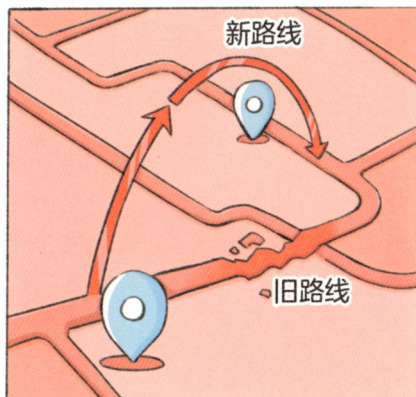

新路线

旧路线

工程启动仪式

正所谓条条大路通罗马。

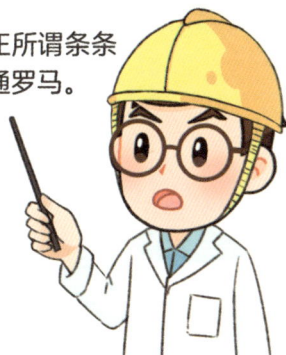

血液从主动脉通过所搭的桥直接到达阻塞的冠状动脉远端，灌注心肌，消除心肌缺血，重新建立良好的血液供应。有多处冠状动脉狭窄时则需要建立多架桥梁以全面改善心肌缺血的情况。"搭桥术"的宗旨是此路不通，再开辟新的路，目的是要保障心肌供血，让心肌正常工作。

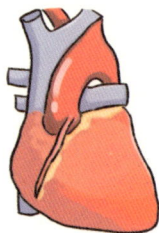

心脏的右冠状动脉

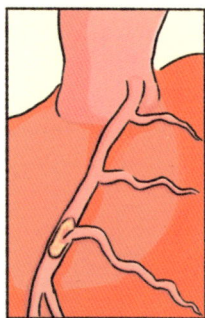

右冠状动脉90% 阻塞

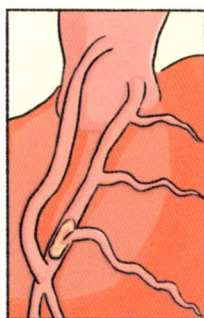

从主动脉上接一根血管到阻塞的下方

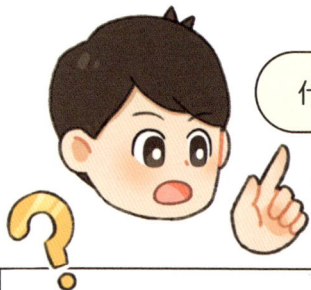

什么样的患者才需要心脏"搭桥"呢？

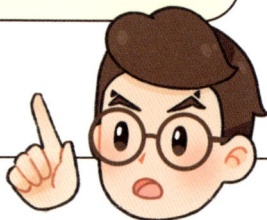

心脏搭桥手术需要医生进行系统地评估，以下是心脏搭桥手术的适应证。

1. 高危左主干病变。

2. 多支多处血管病变，尤其是三支病变、合并严重的前降支近端病变和 / 或射血分数低下者（EF ＜ 50%）。

3. 血管条件不宜做介入治疗。

4. 冠状动脉同时合并其他需要外科手术治疗的心脏病，如瓣膜病、先天性心脏病或者心肌梗塞并发症。

应该如何准备接受心脏搭桥手术？

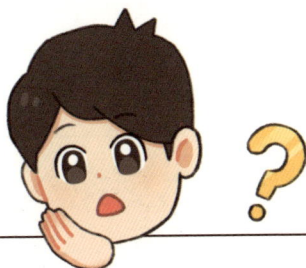

术前，医生询问病史并做体格检查，还可能安排做一些检查，如心电图、血液检查。您需要提供以下信息。

1. 目前在用的所有药物，包括处方药、非处方药和草药补充剂。
2. 过敏史。
3. 存在的任何出血问题。

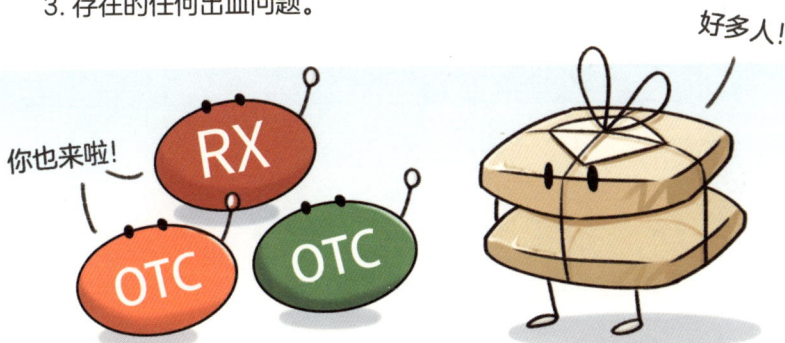

好多人！

你也来啦！

RX

OTC OTC

同时，患者还需要做好相应的术前准备。

1. 术前饮食　某些情况下术前需要空腹，也就是说术前要禁食禁饮一段时间。
2. 降低感染风险　某些情况下，可能需要在术前修剪体毛。还可能需要使用特殊抗菌皂液清洗相关区域。

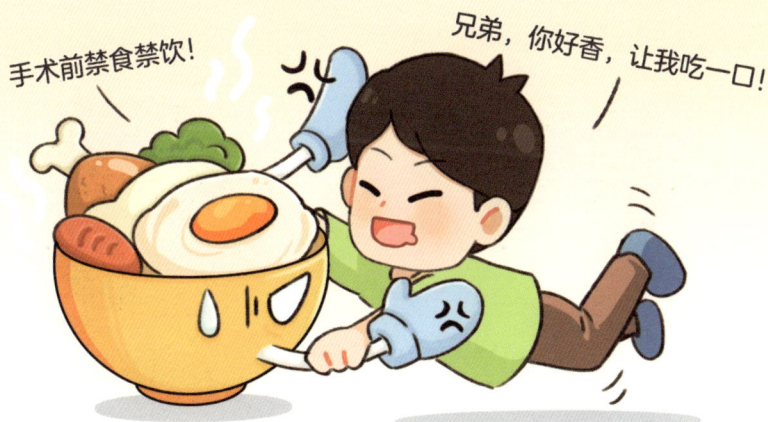

手术前禁食禁饮！

兄弟，你好香，让我吃一口！

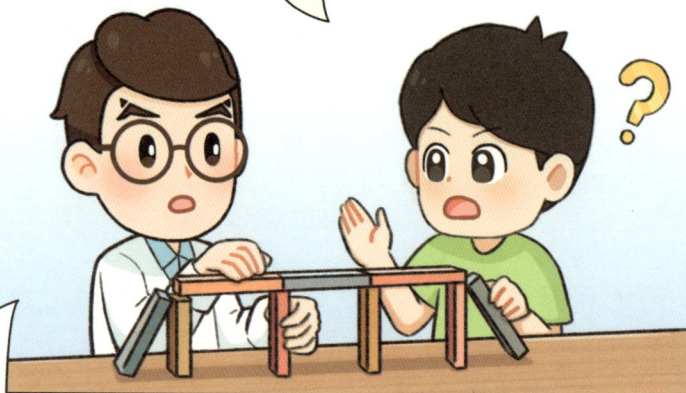

心脏搭桥手术的流程是什么?

做该手术时

准备

医护人员会给患者放置一根静脉管路，用于输注液体和药物。

麻醉

医护人员会给患者使用麻醉药物，用于确保术中感觉不到疼痛。心脏搭桥手术需采用全身麻醉，这种麻醉会使患者失去意识，因此在术中什么也不会感觉到、看到或听到。若实施全身麻醉，可能会给患者放置一根呼吸管来帮助呼吸。

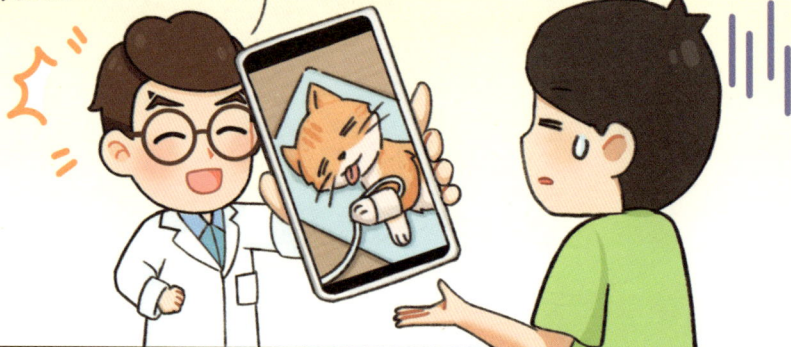

我家猫做绝育手术的样子，跟你上次全身麻醉的样子一模一样，哈哈哈!

哈哈，真好笑!

监测

术后医护人员可能会给患者使用药物来镇痛，在术中会监测患者的呼吸、血压和心率。

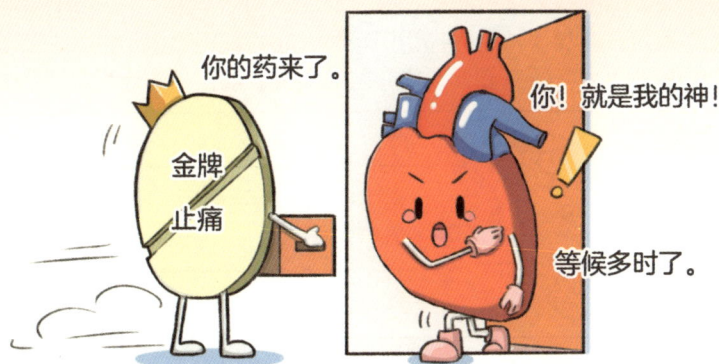

你的药来了。

金牌
止痛

你！就是我的神！

等候多时了。

胸骨切开

外科医生会切开患者胸骨上方的皮肤，即作"切口"，然后会切开胸骨以到达心脏。外科医生会切取一个或多个血管段用作移植物，因此，可能需要在手臂、腿部、腹部或胸部做切口。

体外循环

外科医生准备好连接移植物时，需要暂时让患者心跳停止，同时使用"心肺机"接管心肺的工作，维持全身血液流动。外科医生缝合了移植物后可让心脏重新跳动并撤掉心肺机。

我去度假了，
这边有个专业设备，
暂时接手我工作。

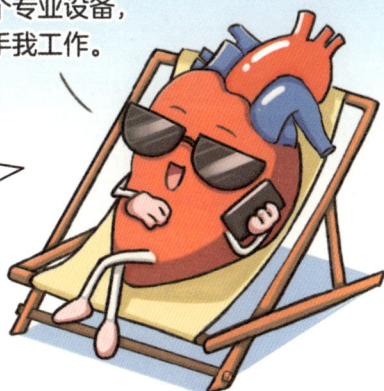

体外循环装置

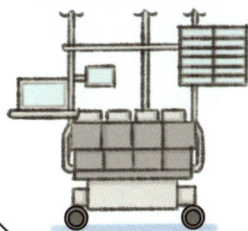

伤口缝合

外科医生会将胸骨和皮肤重新缝合在一起，然后用无菌敷料覆盖切口。该手术通常用时 3 ～ 6 小时。

实施"微创心脏搭桥手术"或"非体外循环手术"时，操作可能与上述操作不同。这类手术的胸部切口较小，在心脏仍然跳动的情况下实施，但它们并不适用于所有需要建立旁路的情况，而且不一定优于传统手术。

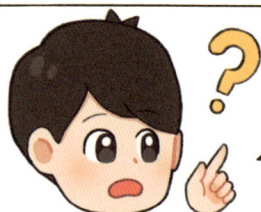

> 做了心脏搭桥手术后，在生活中应该注意哪些方面？

心脏搭桥手术属于开胸手术，术后的遵医嘱服药、伤口护理、伤口愈合和心脏康复对预后和生活质量至关重要。

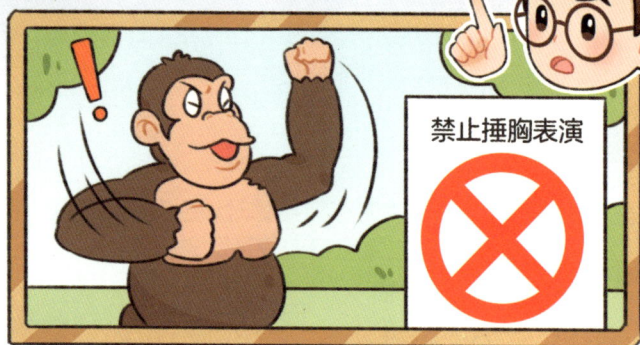

禁止捶胸表演

遵医嘱服药

大多数患者需要每日使用至少两种心脏药物。医生可开具不同类型的心脏治疗药物，这些药物有助于延长生命，防止血管中的阻塞加重。部分药物还有助于治疗胸痛和其他心脏症状。如患有高血压、高胆固醇血症或糖尿病，医生很可能会开具相应的治疗药物。

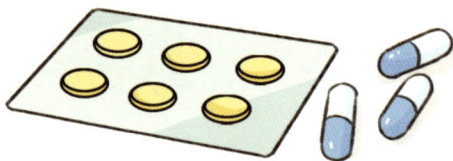

伤口护理

切口上可能会有缝线或特殊的皮肤胶带，应保持切口干燥并用绷带覆盖切口。医护人员会告知具体需要保持切口干燥的时长。一旦不再需要保持切口干燥，每次洗澡时用肥皂和水轻柔地清洗切口。切勿将切口泡在水中（如泡在浴缸、泳池或湖海中），会减缓愈合，增加感染风险。

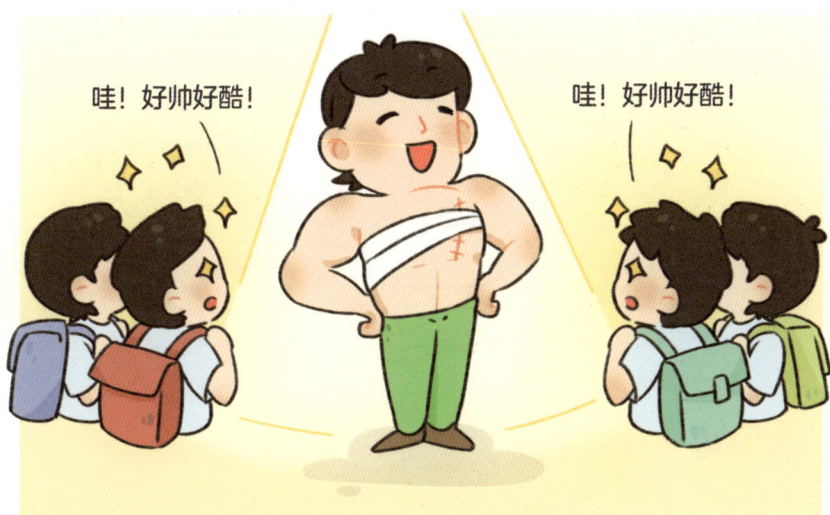

缓慢增加活动量

从在家附近短距离步行开始，每日少量增加步行距离。

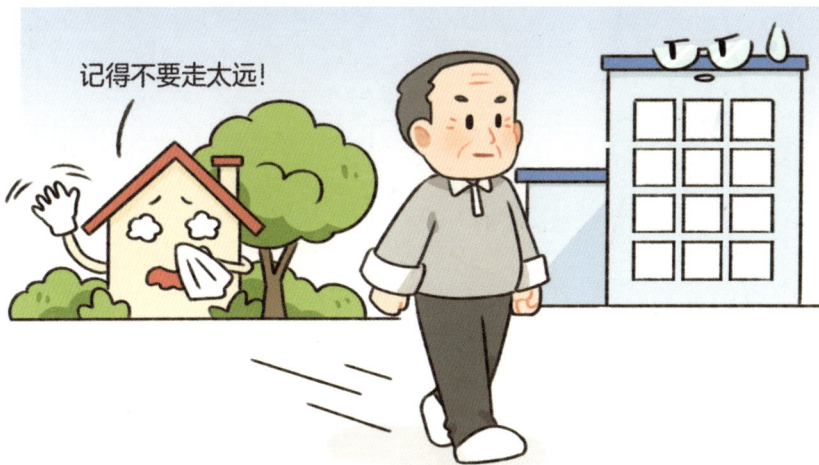

保持大便通畅

必要时用大便软化剂帮助预防便秘。便秘是使用阿片类镇痛药期间常见的问题。遵循所有关于镇痛药使用的医嘱。

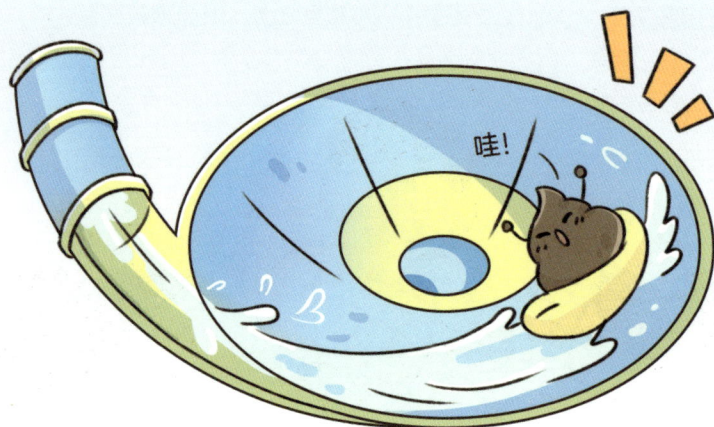

胸骨愈合

至少在 1 周或 2 周内避免提举重物、运动和游泳。

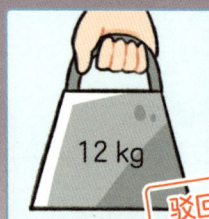
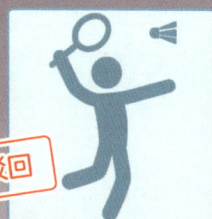
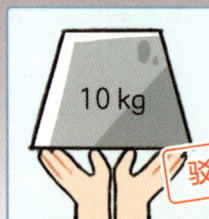
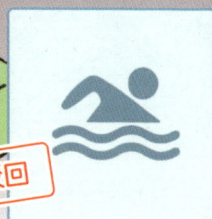

有效的康复训练有助恢复"受伤的心"

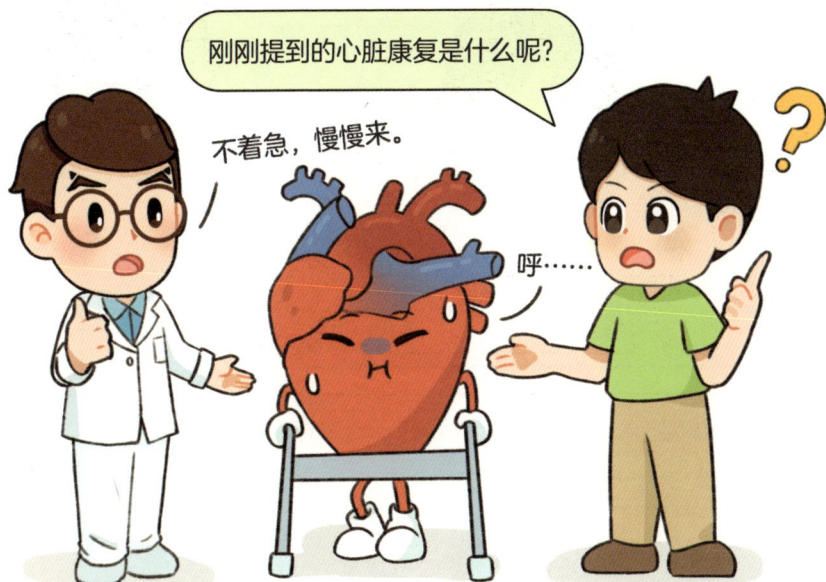

刚刚提到的心脏康复是什么呢？

不着急，慢慢来。

呼……

心脏康复（CR）是通过多学科合作，采取综合干预手段来帮助患者培养并保持健康行为，使患者生理、心理和社会功能恢复到最佳状态，降低心血管发病率和死亡率，并提高患者生存质量而进行的综合性心血管病管理的医疗模式。

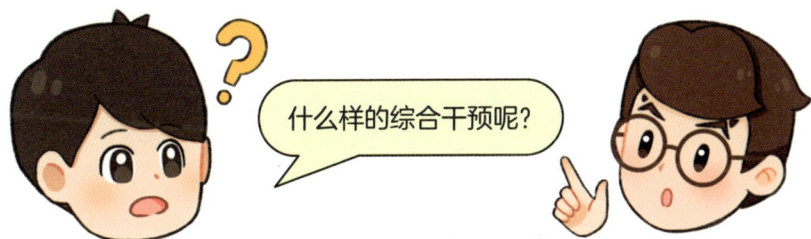

什么样的综合干预呢？

主要是通过康复评估、运动训练、生活方式指导、定期检测和康复宣教等多方面干预以期达到改善心肺功能的综合治疗方法，心肺康复一体化，"防病、治病、控病"的有机统一。

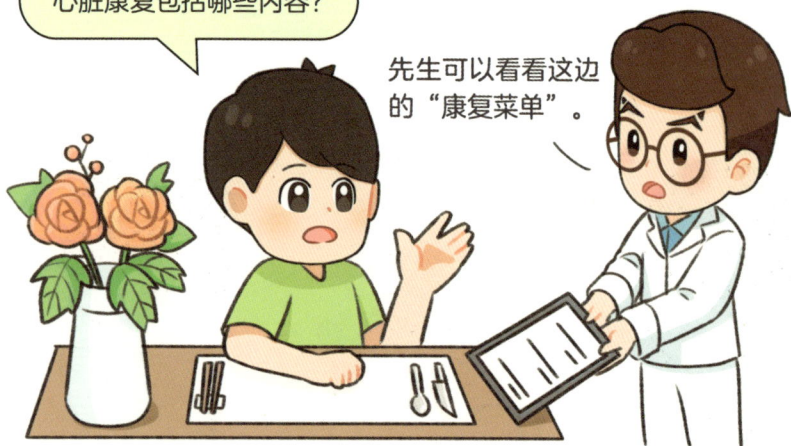

心脏康复包括哪些内容?

先生可以看看这边的"康复菜单"。

心脏康复有丰富的内容,它包括Ⅰ期康复(院内康复期)、Ⅱ期康复(门诊康复期)以及Ⅲ期康复(家庭康复期)。以下是冠心病患者行介入手术后的心脏康复内容。

冠心病介入术后心脏康复的分期和内容

康复分期	时间	内容
Ⅰ期康复	院内康复期	在住院期间,术后早期即可开展,床上或床边进行非剧烈运动开始,循序渐进地训练直到恢复正常活动能力
Ⅱ期康复	门诊康复期(出院后2~6周)	制订个体化运动处方,定期参加医院康复运动,同时对生活方式和药物治疗进行管理,促进自主性和生活方式的改变,心脏康复的训练方式有八段锦联合太极球、太极拳、正念疗法、脚踏车等
Ⅲ期康复	家庭康复期	继续锻炼,巩固第2阶段的康复效果,养成健康的生活方式,并进行自我监测,必要时就诊以防止复发

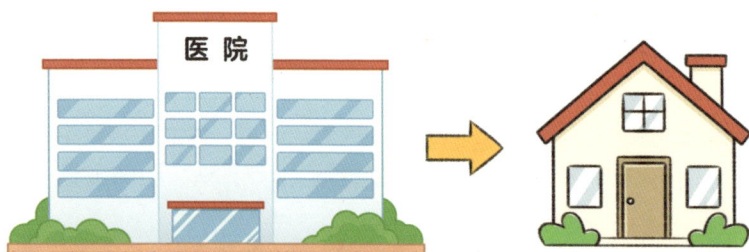

医院

同时，冠心病患者需要遵从心脏康复的"五大处方"：药物处方、运动处方、营养处方、心理处方、戒烟处方。

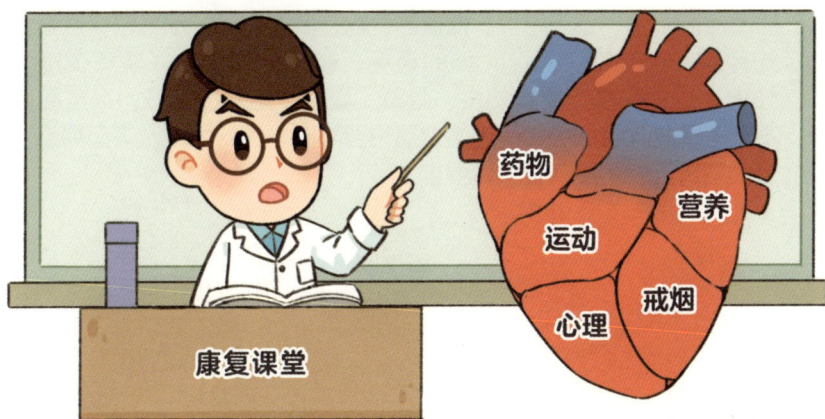

药物处方

有效的药物治疗是心血管疾病治疗的基石。药物处方的规范化在干预心血管疾病危险因素、延缓疾病进展和改善预后方面影响巨大，患者需要遵医嘱长期、规范地进行药物治疗。

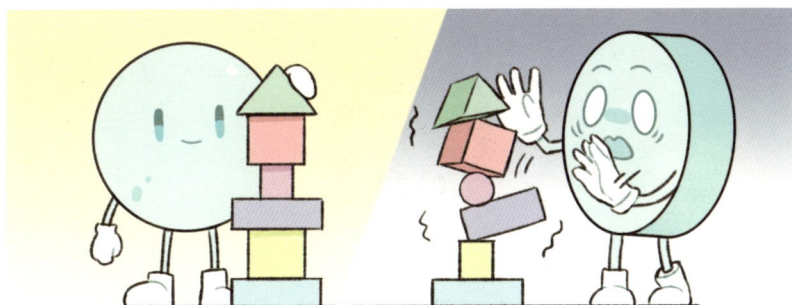

运动处方

运动是心脏康复的核心，也是决定康复治疗的关键因素。在康复医生和康复治疗师的指导下选择合适的运动方式，需要循序渐进地进行，避免过度劳累、疲乏，否则过高的运动强度容易诱发心脏病事件发作，过低的运动强度会使康复效果不佳。

营养处方

　　膳食营养是影响心血管疾病的主要因素之一，日常饮食要合理，宜摄入低热量、低脂肪、低胆固醇、低盐的食物，多食蔬菜、水果和粗纤维食物，如芹菜、糙米等，保持大便的通畅，避免暴饮暴食，注意少量多餐。红肉、动物脑髓、禽类的皮、蛋黄、蟹黄、鱼子、鸡肝，以及高脂肪、高胆固醇类食物应少食。糖类食品也要限制，控制体重。下面列出了低盐、低脂、低胆固醇饮食具体要求。

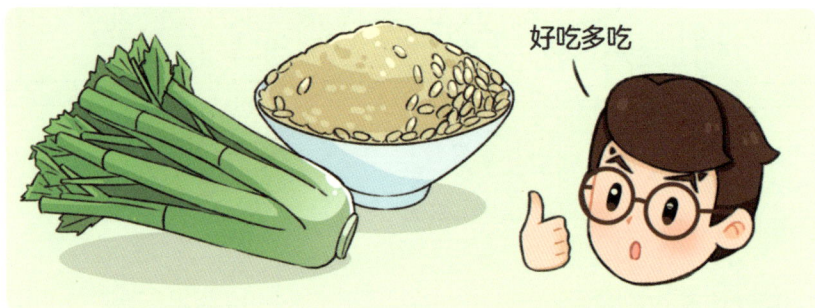

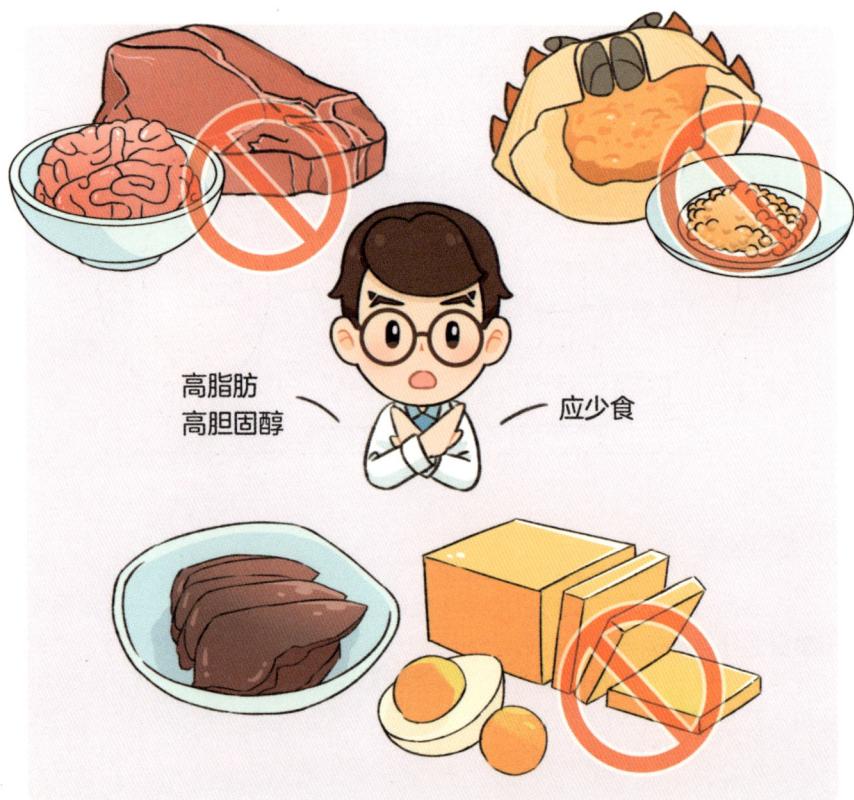

好吃多吃

高脂肪
高胆固醇

应少食

低盐、低脂肪、低胆固醇饮食具体要求

饮食种类	具体要求
低盐	每天食盐总量控制在 5g 以内
低脂肪	提倡清淡饮食，脂肪摄入量每天限制在 30～50g
低胆固醇	胆固醇的摄入量应低于 200mg

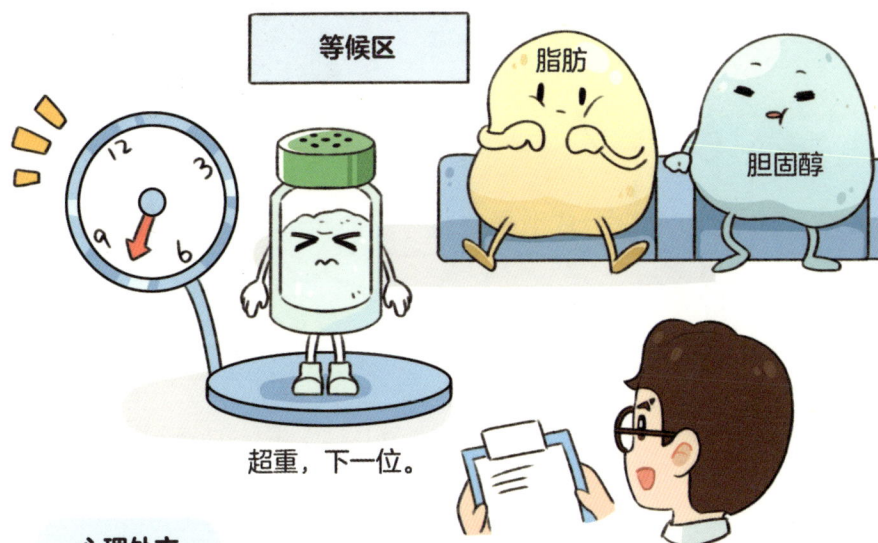

超重，下一位。

心理处方

    冠心病患者的心脏康复进程中，心理因素至关重要。焦虑、抑郁等负性情绪可引发交感神经过度激活，导致冠状动脉收缩异常与心律失常风险升高，进而加速病情进展。因此，需重点落实以下心理调适策略：科学压力管理、规律睡眠节律维持及正向情绪培养。

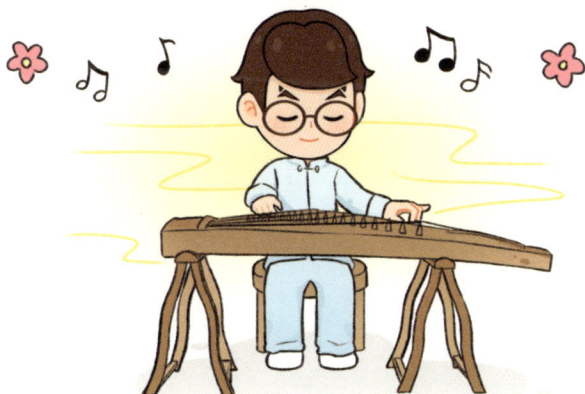

戒烟处方

戒烟可以降低心血管疾病的发生和死亡风险，是挽救生命最经济有效的干预手段。吸烟可造成动脉壁氧含量不足，内膜下层脂肪酸合成增加，血小板易在动脉壁黏附聚集，形成动脉粥样硬化。另外，烟草中的尼古丁可直接作用于冠状动脉和心肌细胞，引起动脉痉挛和心肌细胞受损。

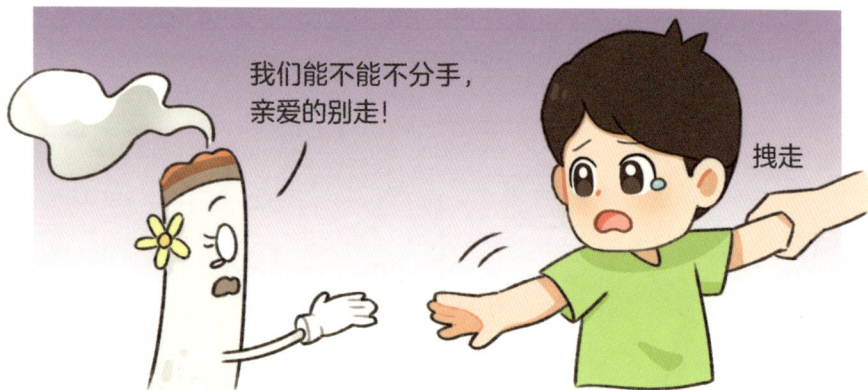

心脏康复是一条漫长之路，需要耐心和毅力，但是我们相信最终的结果一定是值得的。

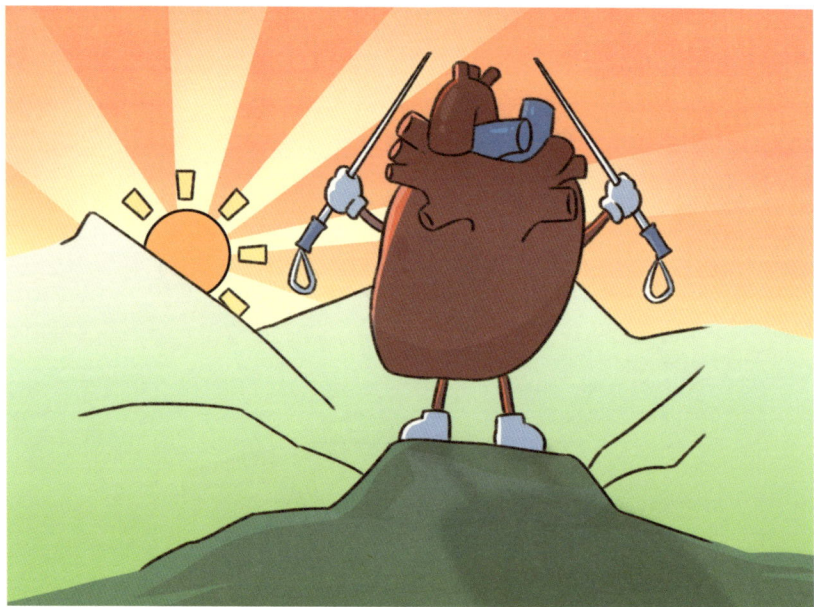

心病也得同时治

自从我爷爷因胸痛而诊断为冠心病后，总是非常担心会再次胸痛，并且很容易出现心慌的情况，去医院检查并无问题，这是什么情况呢？

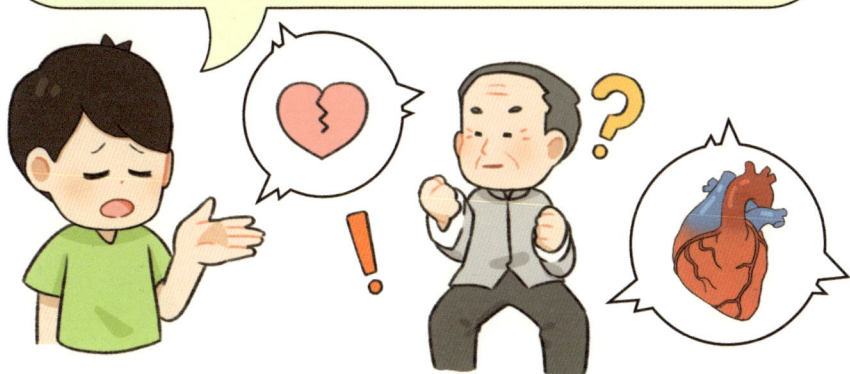

有很多患者出现心慌、胸闷、盗汗等症状，但去医院多次检查仍然找不到器质性病变，还有一些患者本身心脏病不严重，但却屡屡因为情绪问题导致急重症的发生。实际上这是"双心病"在作祟，常表现为心血管疾病和心理性疾病两者相互影响，互为因果，导致病情恶化。

心脏神经官能症又称"心脏神经症"，临床上较为常见，多见于中青年，尤其是女性。常见原因有生活不规律、睡眠不足、工作紧张、思想压力大、恐惧、工作或生活中遇到不开心的事情。

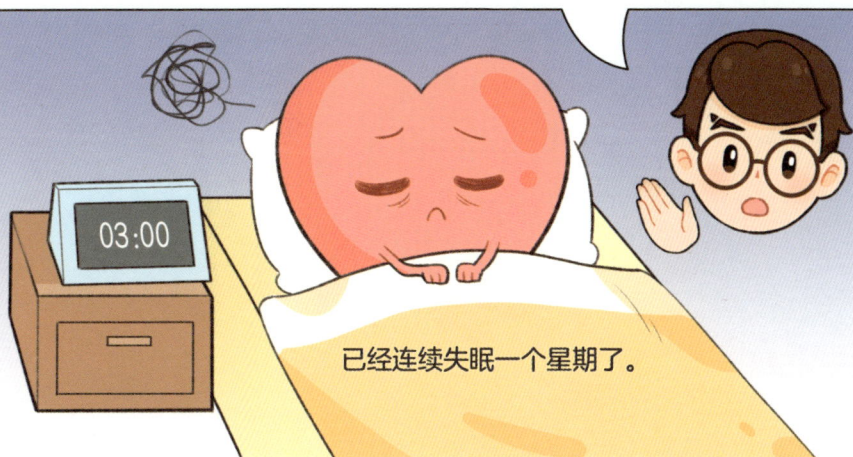

03:00

已经连续失眠一个星期了。

一辈子的好朋友。

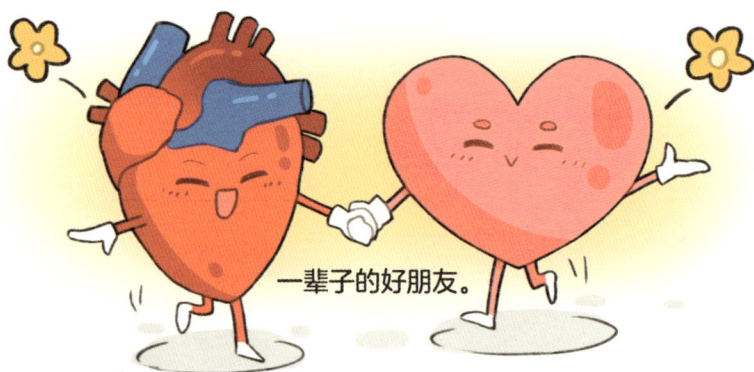

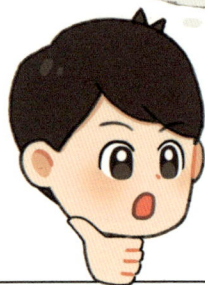

什么是"双心疾病"？

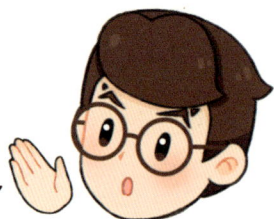

　　双心疾病，一方面指的是心血管疾病，另一方面指的是心理疾病（心理障碍）。这种疾病往往是指由心脏和心理两方面，相互影响、相互交叉导致疾病的产生，并且可以在疾病的发生过程中，相互伴发加重疾病的发展。比如生活中的高血压患者，表面上看血压波动不规律，实际上和情绪有关，生气的时候血压会升得非常高，高兴的时候血压会相对稳定，这是典型的高血压和情绪之间的关系。

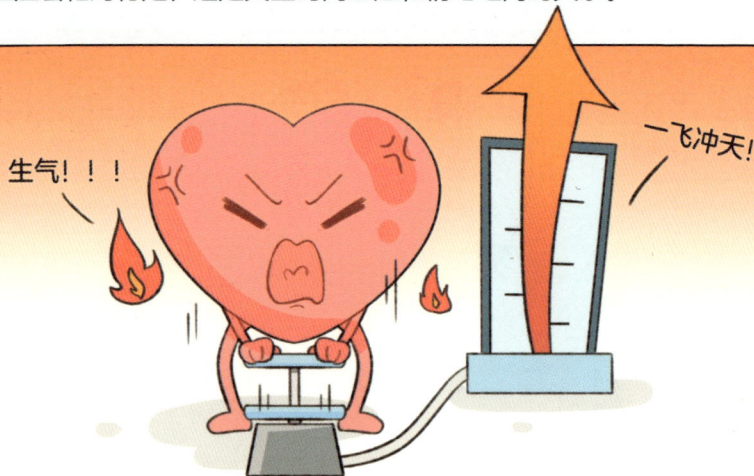

生气！！！

一飞冲天！

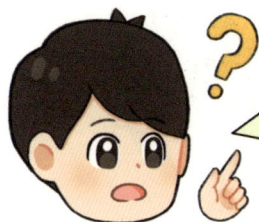

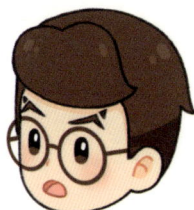

想一想最近心脏不舒服和情绪有没有关系，是不是总是不高兴、闷闷不乐、心情低落，有没有这样的情况？再想一想是否觉得做什么都没意思，看什么都没兴趣，什么也不想做，懒得动？如果符合上述两点，说明可能患心脏病的同时有抑郁的情绪，需要到医院进行评估检查。第一个是躯体的评估，需要检查患者心脏供血情况，以及有无血管狭窄、早搏、心脏电活动异常；第二个是进行情绪和心理的筛查。

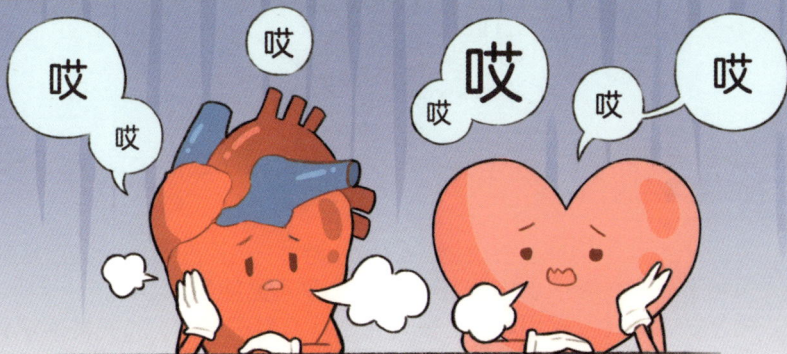

哎 哎 哎 哎 哎 哎 哎

我和我的床铺，一刻也不能分割。

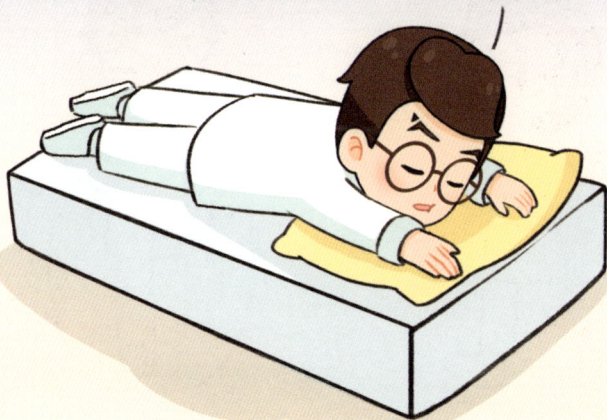

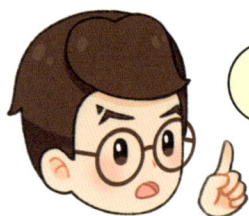

那么应该怎么应对呢?

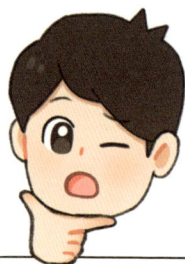

心理支持治疗

多与家人、朋友待在一起，倾诉心声，释放压力，宣泄情绪。

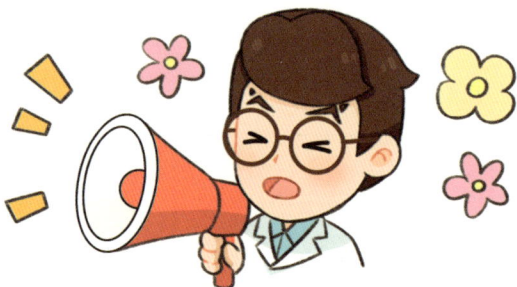

改变生活方式

每天坚持体育锻炼（如慢跑、跳绳、游泳等），加速体内的血液循环，有利于恢复激素分泌平衡，还能锻炼心理调适能力。

调整饮食结构，采用均衡、多样化、有节制的饮食，补充各种营养素，利于改善不良的情绪状态，不能盲目偏食。

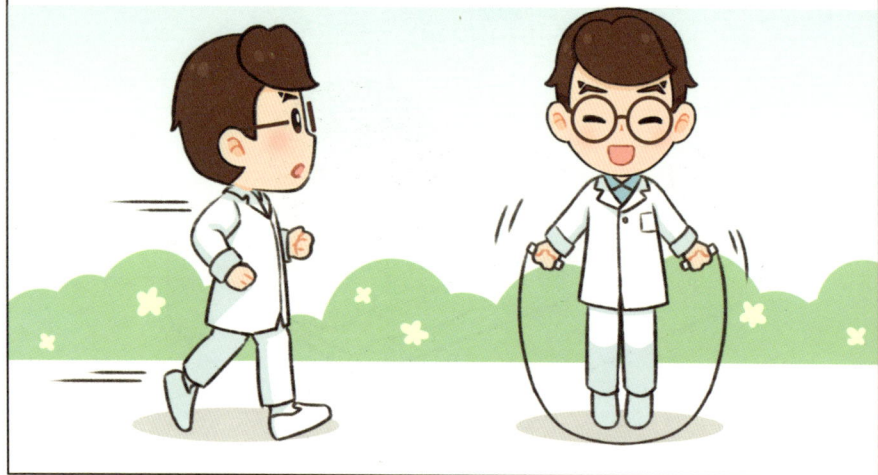

药物治疗

遵医嘱按时服用抗焦虑、抗抑郁的药物，切忌讳疾忌医，药物治疗时勿私自减量、停药。

就偷你一个包，追了我十里路！

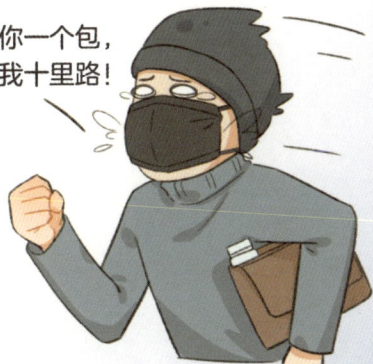

里面有我的药，我今天一定要吃到！

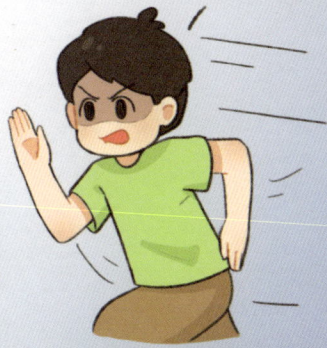

注：适量运动也能缓解焦虑和抑郁

针灸疗法

从中医学"心主神明"的理论出发，认为对内关穴、百会穴、足三里穴、三阴交穴和太冲穴五穴进行针灸治疗，在一定程度上可以起到缓解精神、调节心血管疾病的效果。

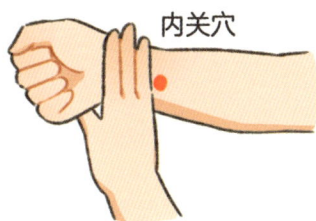

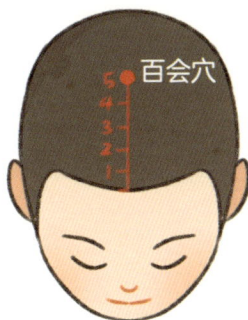

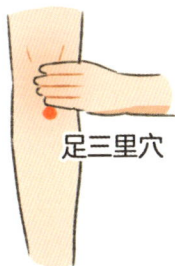

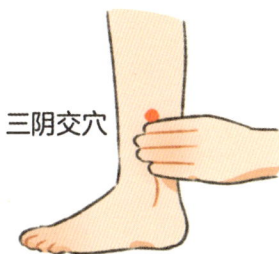

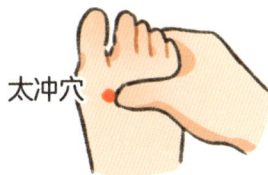

内关穴

百会穴

足三里穴

三阴交穴

太冲穴

第四章 冠心病可治可防不可怕

　　远离冠心病，从戒烟开始，限制饮酒，规律作息，均衡饮食，适度运动，规避肥胖与超重。

导 读

- 远离冠心病，首先要戒烟
- 饮酒，伤肝伤胃也伤心
- 熬夜，伤的何止是肾
- 营养要均衡，饮食要谨慎
- 适当的运动可以让我们的心脏更壮实
- 肥胖或超重与冠心病息息相关

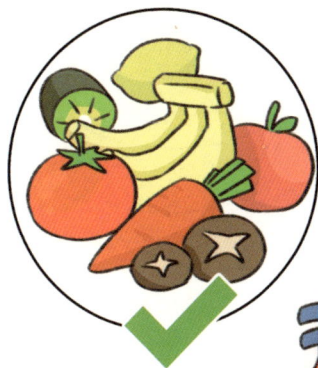

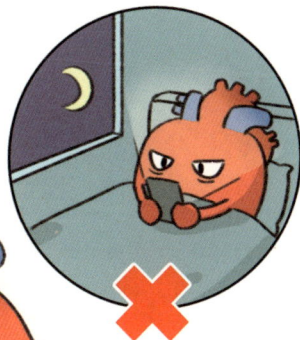

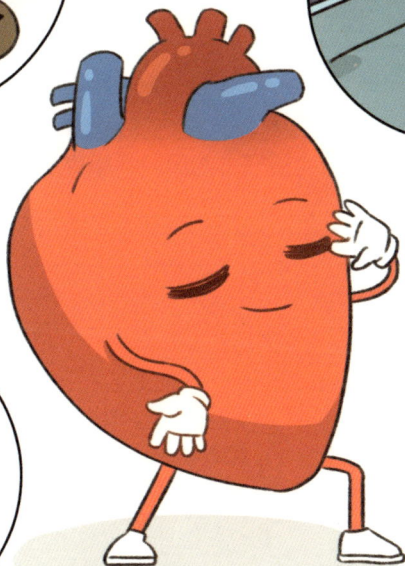

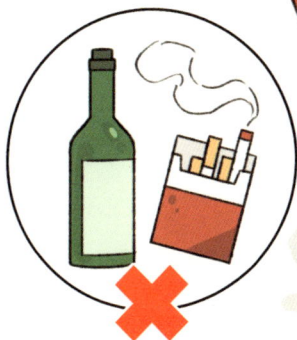

远离冠心病，首先要戒烟

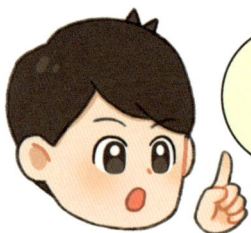

我爷爷患了冠心病之后，医生说需要戒烟，但是他已经有 20 年的烟龄了，根本戒不掉，可以不戒烟吗？

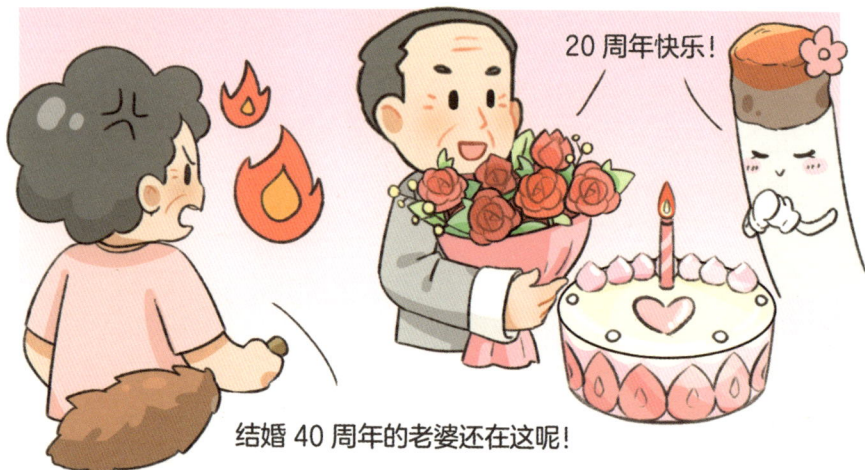

20 周年快乐！

结婚 40 周年的老婆还在这呢！

吸烟对健康的危害是多方面的，影响全身各个系统，增加多种疾病的发病风险。烟草烟雾中含有 200 余种有毒有害物质，至少有 69 种物质具有致癌作用，其中尼古丁、一氧化碳、氧自由基、多环芳香烃和丁二烯与心血管系统损害直接相关。

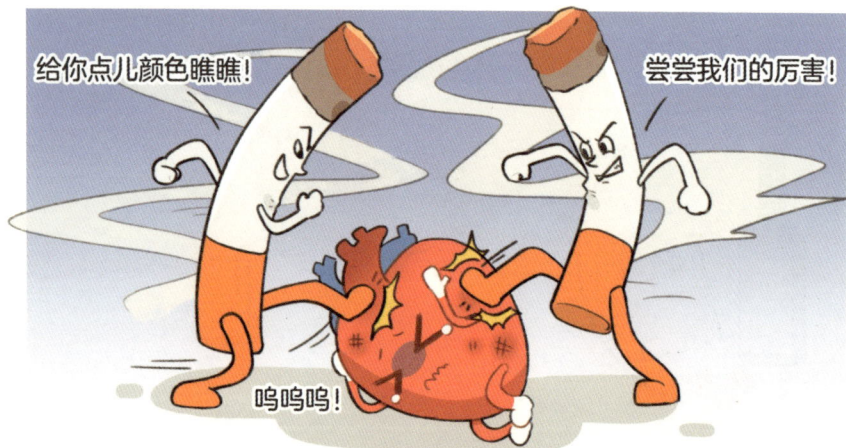

给你点儿颜色瞧瞧！

尝尝我们的厉害！

呜呜呜！

心血管疾病

吸烟是导致心脏病和脑卒中的主要危险因素之一。烟草中的化学物质可损害心脏和血管，导致动脉硬化、高血压和血栓形成。

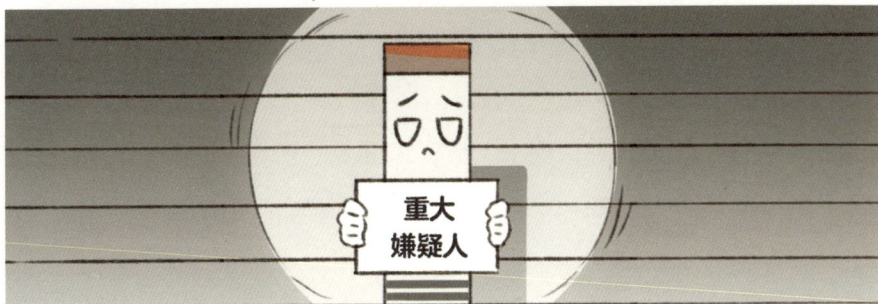

重大
嫌疑人

肺癌

吸烟是导致肺癌的主要原因。烟草中的有害物质会损伤肺部组织，增加肺癌的发病风险。

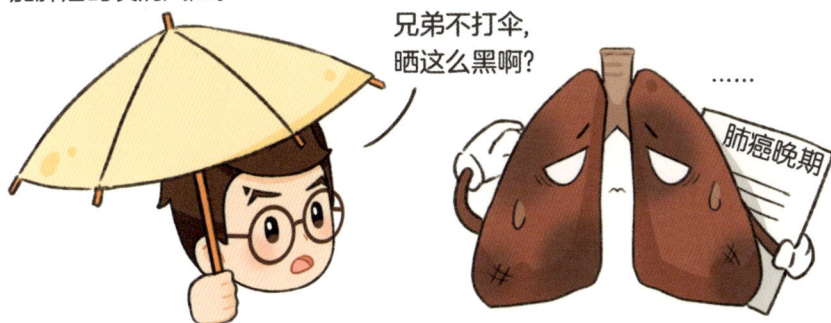

兄弟不打伞，
晒这么黑啊？

……

肺癌晚期

慢性阻塞性肺病

吸烟是慢性阻塞性肺疾病（COPD）的主要原因之一，包括慢性支气管炎和肺气肿。吸烟可导致肺部气道受损，出现呼吸困难。

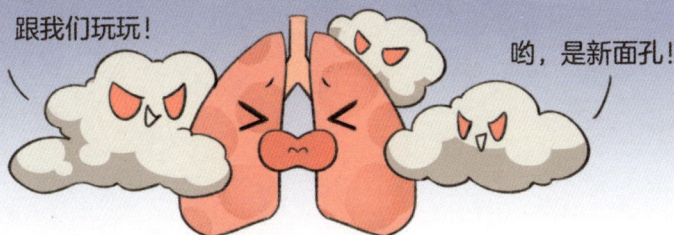

别害羞，跟我们玩玩！

哟，是新面孔！

其他癌症

吸烟与其他许多癌症的发生有关，包括口腔癌、喉癌、食管癌、胰腺癌、膀胱癌、肾癌等。

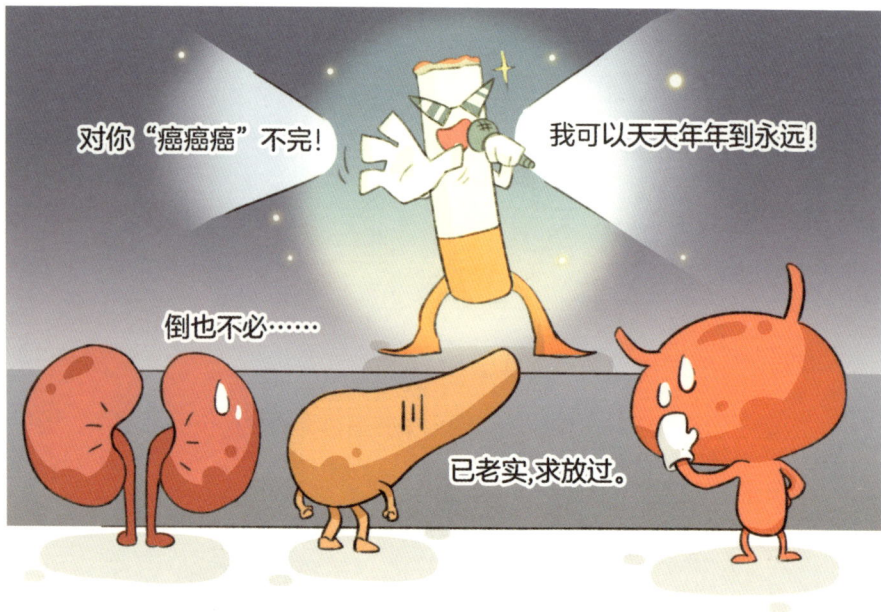

生殖系统问题

吸烟可影响男性和女性的生殖健康，可能导致不育、性功能障碍、早产和婴儿健康问题。

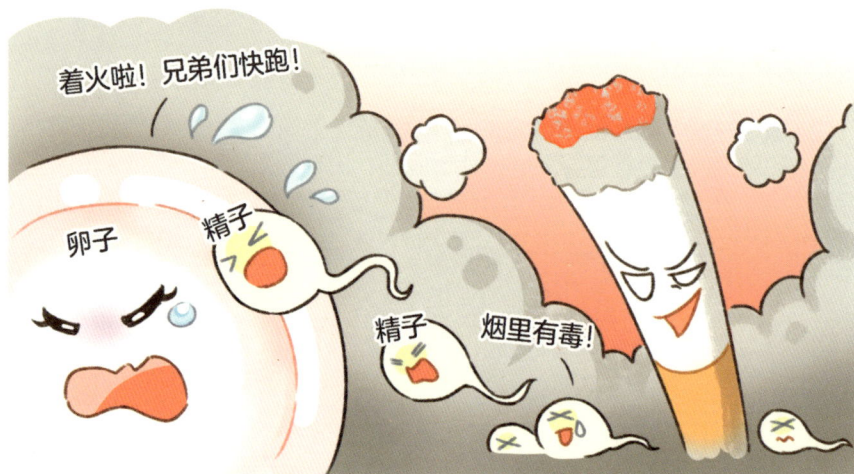

骨骼健康

吸烟可能增加骨折的风险，尤其是与骨质疏松相关的髋部骨折。

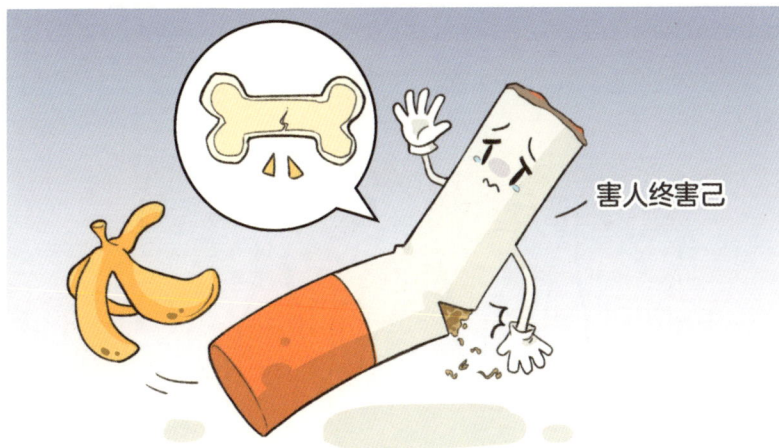

害人终害己

免疫系统抵抗力下降

吸烟会削弱免疫系统，增加感染的风险，包括呼吸道感染和其他疾病。

眼健康问题

吸烟与黄斑变性、白内障等眼部问题有关，可能导致失明。

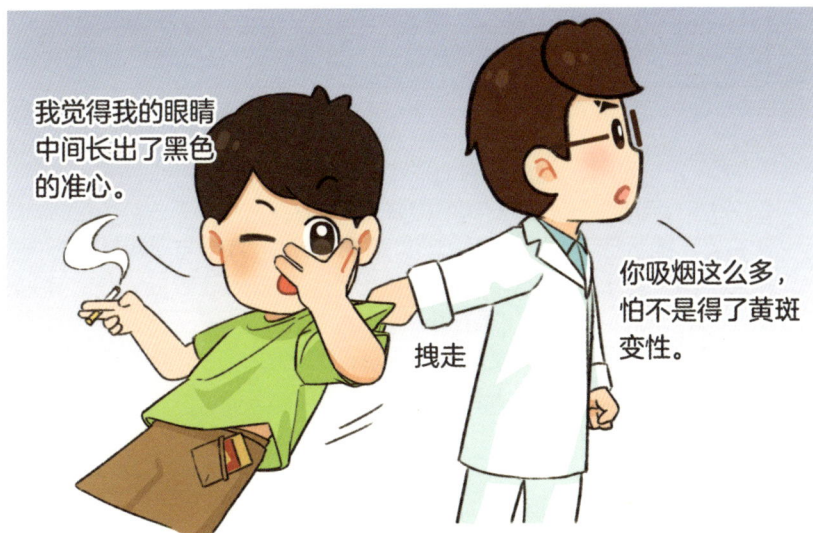

我觉得我的眼睛中间长出了黑色的准心。

拽走

你吸烟这么多，怕不是得了黄斑变性。

口腔健康

吸烟与口腔癌、牙周病等口腔健康问题相关。

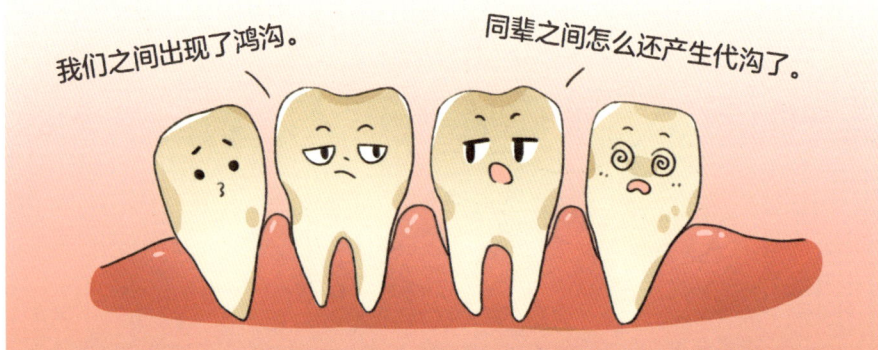

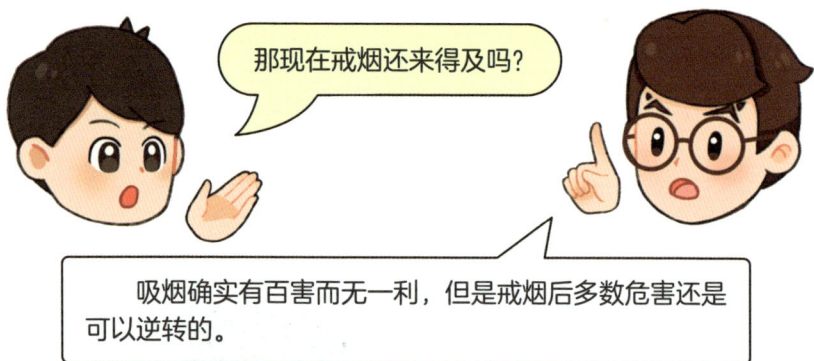

1. 戒烟 2 个月后，戒烟者的血压和心率开始下降。
2. 戒烟 1 年时，冠心病发病风险降低 50%。
3. 戒烟 1 年后脑卒中再发风险降低 20%，5 年后降至与不吸烟者相同。
4. 戒烟使冠状动脉介入治疗后心血管死亡相对风险降低 44%，冠状动脉旁路移植术后心血管死亡相对风险降低 75%。
5. 戒烟使间歇性跛行静息痛发生率降低 16%。
6. 戒烟是挽救生命最经济有效的干预措施。

应该怎么戒烟才有效呢?

以下是戒烟的有效方法

明确戒烟动机

给自己找一个分量足够重的戒烟理由,比如我戒烟是为了不让我的家人吸二手烟,同时也是为了能够预防心脑血管疾病提前发生。

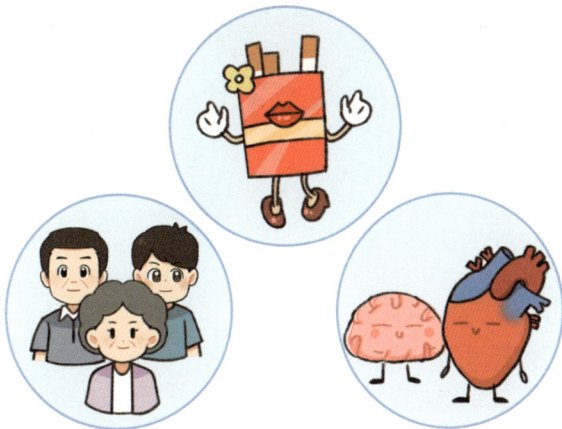

戒烟要循序渐进

烟瘾当然不是想戒就能戒的,毕竟尼古丁让人上瘾令人着迷,如果贸然直接停止吸烟,可能还会因为烟瘾发作让人难以忍受导致复吸,反而没有起到戒烟的效果。因此,戒烟不要着急,不要突然中止,要循序渐进。

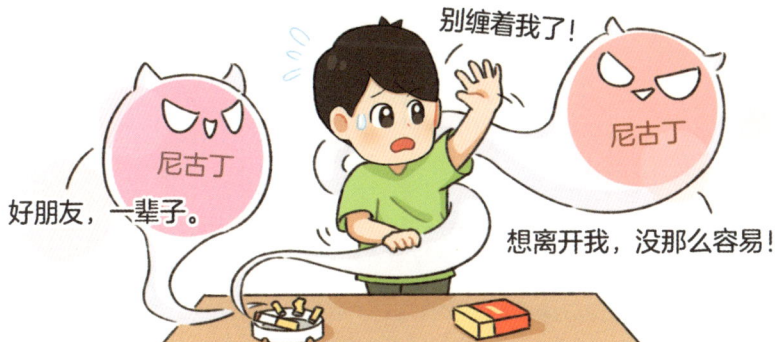

别缠着我了!

尼古丁

尼古丁

好朋友,一辈子。

想离开我,没那么容易!

找个人监督戒烟

　　告诉家人和朋友你要准备戒烟的消息，他们的监督和鼓励也是你坚强的后盾。避免参加一些会激起吸烟欲望的活动，如酒宴。有饭后吸烟习惯的人，可以做点别的事情，如刷牙、嚼口香糖等。

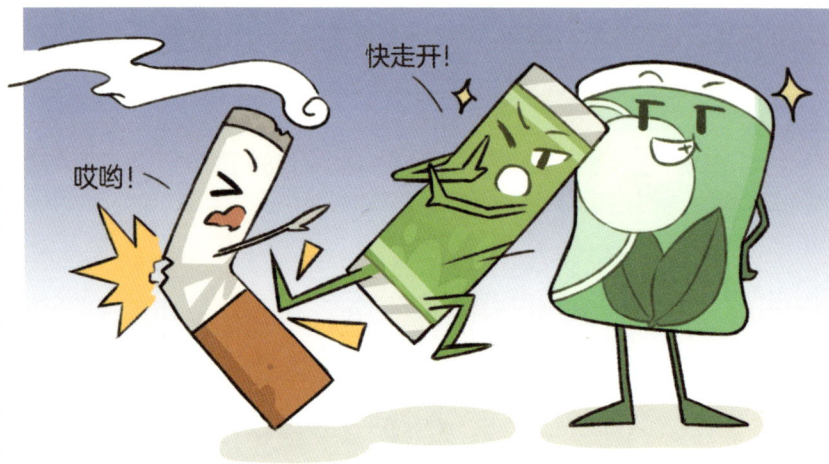

寻找减压的替代品

　　很多人吸烟无非就是放松身心、释放自己，所以戒烟后就要寻找其他的放松方式，如做按摩、听舒缓的音乐、练习瑜伽或太极。

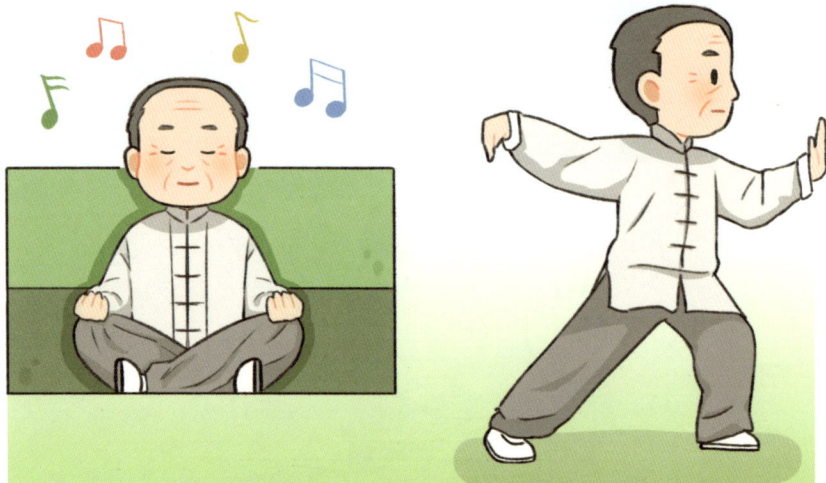

给自己奖励

省下来的烟钱可以买一些自己心仪的物品。

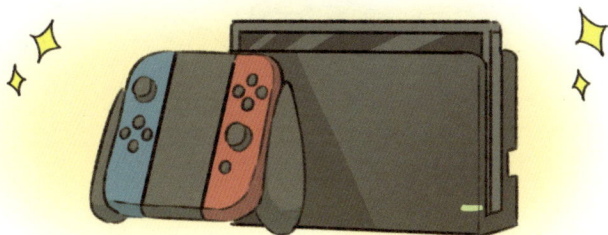

多吃水果和蔬菜

杜克大学的研究表明，果蔬与低脂奶制品可以降低吸烟的满足感。

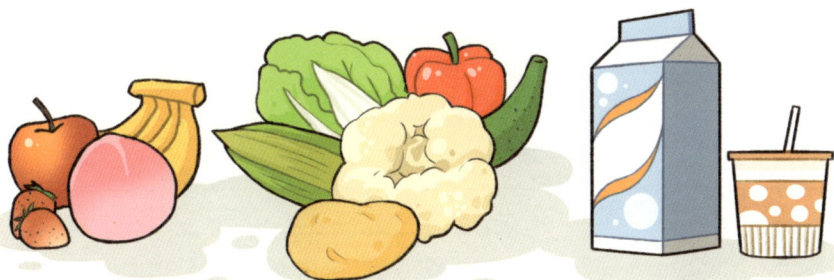

牢记戒烟的好处

立即掐断烟头，20 分钟后血压和脉搏都会减缓。一天之内，血液中的一氧化碳含量回归正常水平，心脏病发病风险降低，肺功能增强。

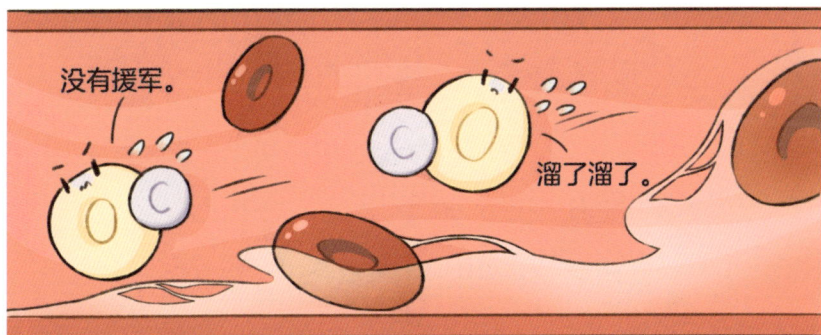

没有援军。

溜了溜了。

尽管戒烟很难，但戒烟的好处还是远远超过初期戒断时的痛苦。

饮酒，伤肝伤胃也伤心

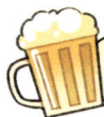

饮酒对冠心病的影响大吗？

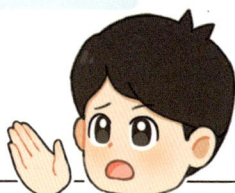

2018 年世界卫生组织明确表明，饮酒没有"安全值"，无论多少，只要饮酒即可对健康产生不良影响。过量饮酒（日均酒精摄入量男性 ≥ 25g，女性 ≥ 15g）和有害饮酒（日均酒精摄入量男性 ≥ 61g，女性 ≥ 41g）均会导致不良后果。

一杯敬朝阳。

一杯敬月光。

你不要过来呀！

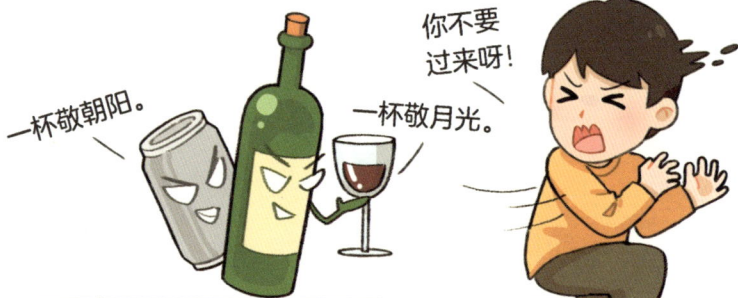

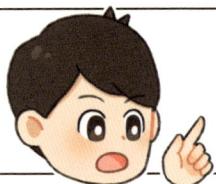

那么喝多少酒是安全的呢？

目前认为，最安全的饮酒量为零，强烈建议心血管病患者滴酒不沾。严重的冠心病患者是不能饮酒的，酒中的酒精含量会导致血管痉挛，以及血栓形成，导致冠状动脉管腔严重狭窄，甚至闭塞。同时导致心率加快，增加心肌耗氧量，产生心绞痛，甚至急性心肌梗死。

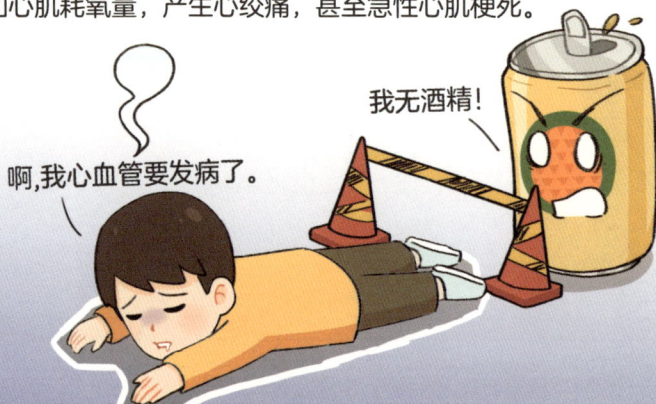

我无酒精！

啊，我心血管要发病了。

若因社交需要饮酒，该怎么办呢？

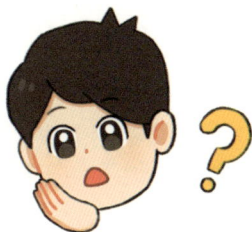

最安全的酒精摄入量为零。若因社交需要饮酒，应严格遵循限量建议，一天饮用的酒精量不超过15g（1罐半啤酒／半杯红酒／半两白酒），但任何饮酒量均存在健康隐患，建议以茶、无糖饮品替代。

以下几点要注意。

1. 喝酒的时候不要吸烟，烟与酒碰到一起，危害更大。因酒精而扩张的血管又因为吸烟而收缩，会给心脏带来负担，应遵守"喝酒不吸烟，吸烟不喝酒"的原则。

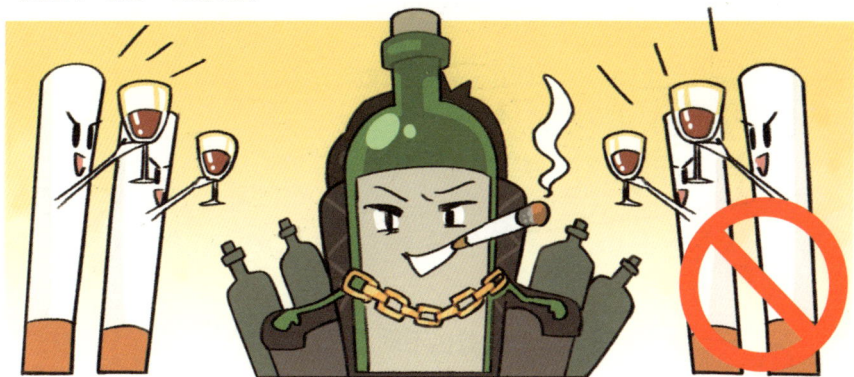

2. 有些冠心病患者需要服用阿司匹林、硫酸氢氯吡格雷片，服药后喝酒可能会导致药物不良反应的发生，增加出血风险，出现胃肠道不适、肝肾损伤的问题。因此，建议患者服用药物后禁止喝酒，以免对自身健康造成不良的影响。

怎么出血了！

硫酸氢氯吡格雷片　阿司匹林

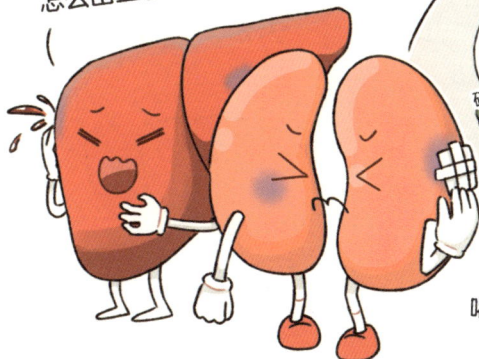

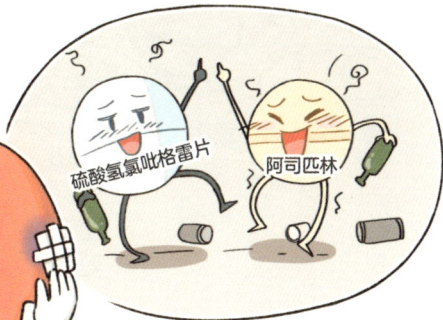

喝酒不吃药，吃药不喝酒！

3. 不要一直喝到深夜，酒精在肝脏中完全分解的时间约需 6 个小时，因此即使少量饮酒，深夜 12 点之后也不要喝了，否则会妨碍第二天的工作和生活。

4. 不要空腹喝酒，要搭配营养价值高的下酒菜，如奶酪、豆腐、鱼类等含优质蛋白质的食品，蔬菜和海藻类也很值得推荐。

5. 忌长期酗酒。长期酗酒会危害人的身体器官。酒精饮入过量会引发心血管疾病，如心悸，诱发心绞痛；还有呼吸系统疾病；对肝脏的损害也非常大，会造成慢性酒精中毒和酒精性肝硬化。

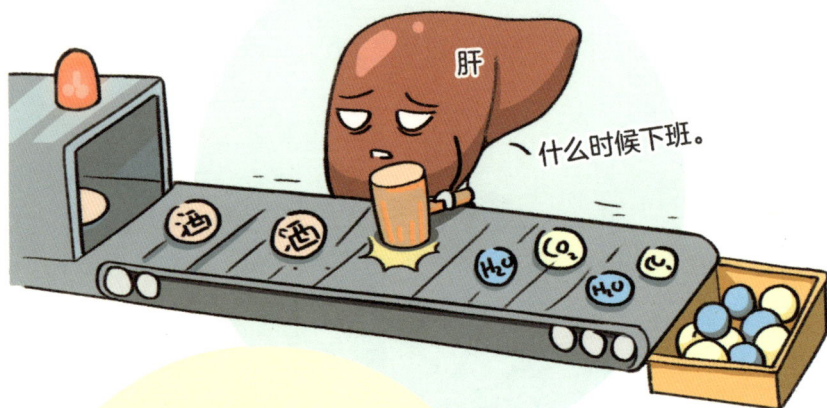

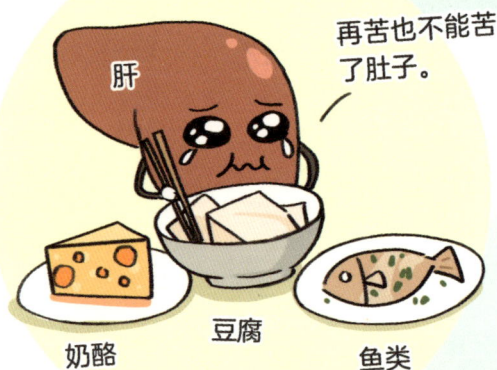

什么时候下班。

再苦也不能苦了肚子。

奶酪　豆腐　鱼类

全年无休要不行了。

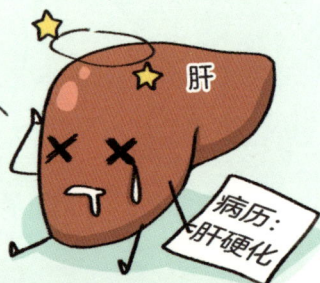

病历：肝硬化

熬夜，伤的何止是肾

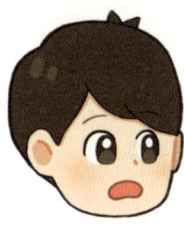

熬夜对冠心病有影响吗？

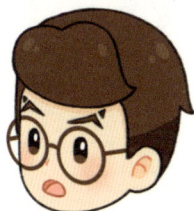

研究表明，长期熬夜可能对心血管健康造成不良影响。熬夜会打乱正常的生物钟，影响睡眠质量，增加冠心病的发病风险。睡眠不足会导致身体产生更多的应激激素，增加血压和心率，使心脏负担增加，容易诱发心血管事件。

同时，熬夜会打破正常的生活节律，影响交感神经和迷走神经的功能，致使身体内激素分泌紊乱、血压昼夜节律改变，诱发或加重动脉粥样硬化。

同时，熬夜时常伴随不良习惯，如抽烟、饮酒或咖啡等，这些习惯会进一步加重心脏负荷，导致心肌缺血加重，甚至引发急性心肌梗死。

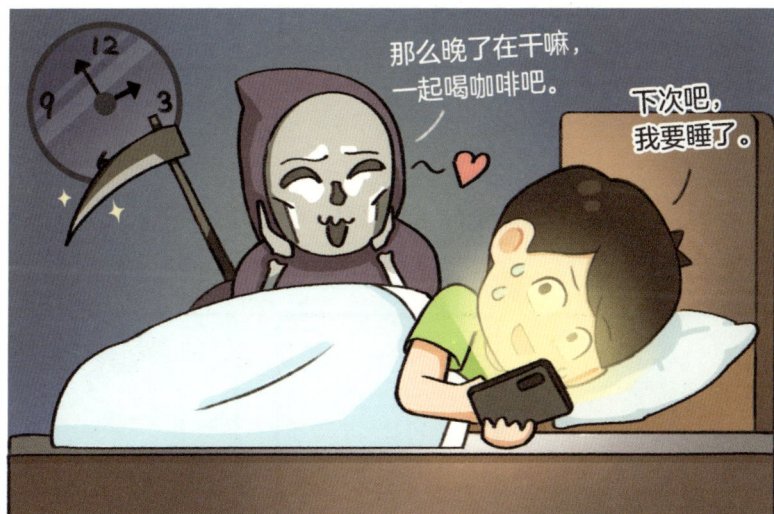

那么晚了在干嘛，一起喝咖啡吧。

下次吧，我要睡了。

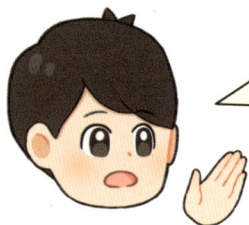

如果由于工作原因必须熬夜该怎么办呢？

可以采取一些干预措施来保护心脏健康。

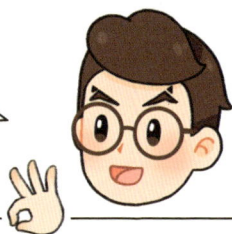

熬夜前

①适当午睡 30～60 分钟，减轻疲劳感；②晚饭少吃，补充维生素 B，如豆制品、瘦肉等；③可适当使用一些提神饮品，但不可过量。

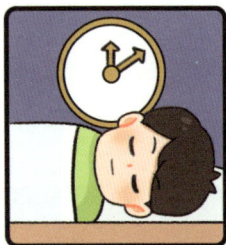

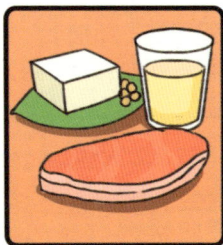

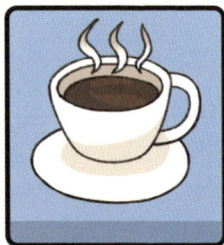

熬夜时

①补充营养物质，如水果、坚果等；②饮用 1 500～2 500mL 的水，促进代谢；③每半小时走动、踮脚等，缓解疲劳感。

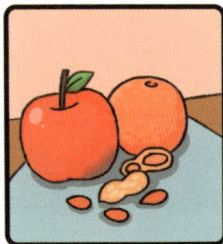

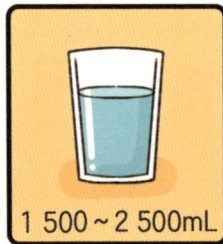

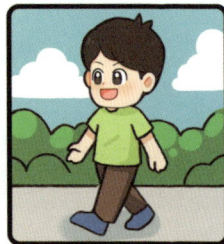

1 500 ～ 2 500mL

熬夜后

①早上晚起或午休，保证充足睡眠；②适当进食牛奶、燕麦、菠菜等；③避免摄入甜食，过多糖分会增加疲惫感。

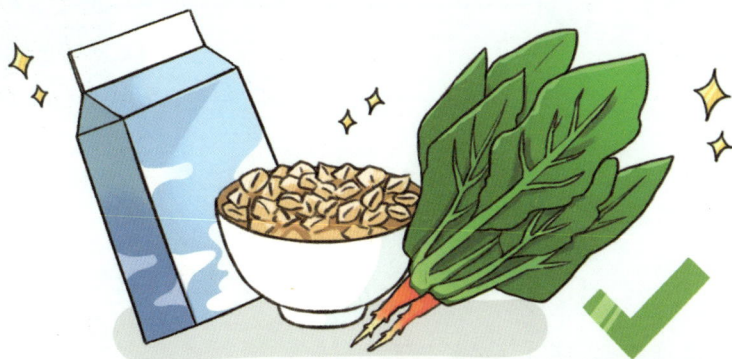

那么如何确保良好的睡眠呢？

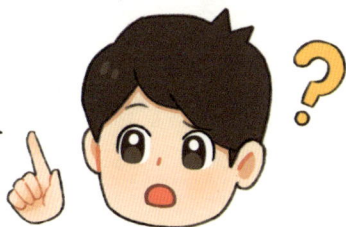

有几点建议：首先，保持规律的作息时间，尽量在相同的时间上床睡觉和起床，有助于培养健康的生物钟。其次，避免在睡前吃大餐或饮用咖啡因含量高的饮料，以免影响入睡。再次，创造一个舒适的睡眠环境，保持安静、黑暗和凉爽的卧室。最后，尽量避免在睡前使用电子设备，因为这些设备的蓝光可能会抑制褪黑激素的分泌，影响入睡。

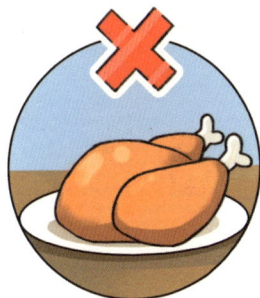

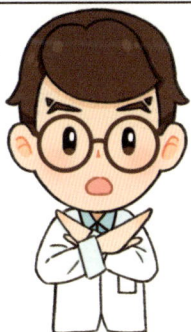

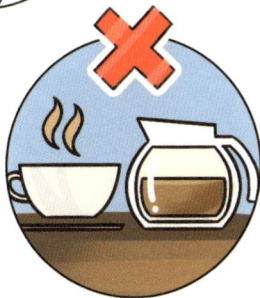

营养要均衡，饮食要谨慎

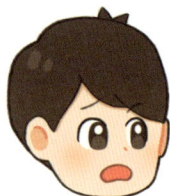

冠心病患者在日常饮食中，需要注意什么呢？

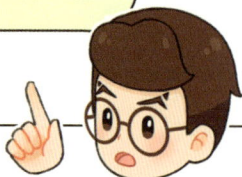

不健康膳食是心血管病的危险因素，可使心血管疾病发病风险增加 13% ~ 38%。

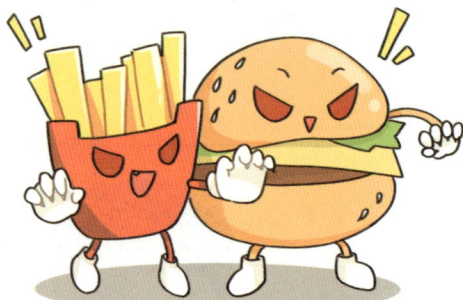

妈妈不让我跟你们玩。

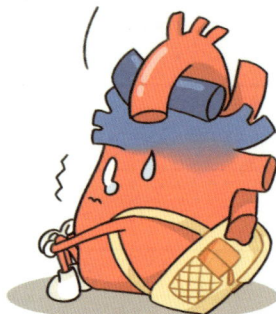

主要因素

1. 蔬菜、水果摄入不足。蔬菜、水果可提供丰富的微量营养素、膳食纤维和植物化学物，可降低脑卒中和冠心病发病风险及心血管疾病的死亡风险。

有我们在，你们别想欺负它。

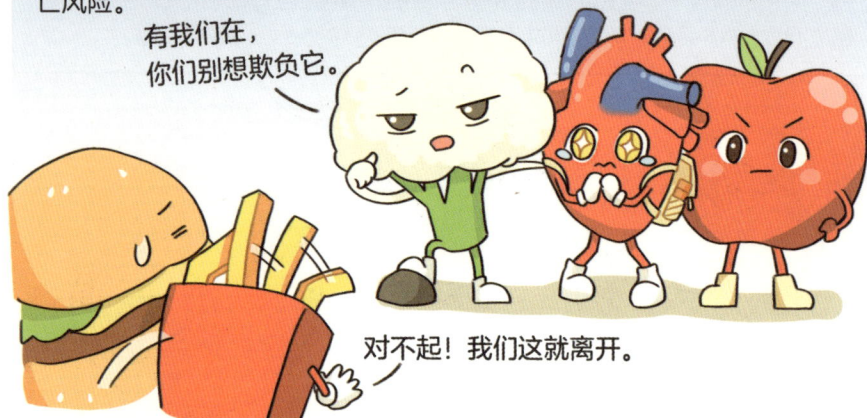

对不起！我们这就离开。

2. 高盐（钠）摄入是公认的、证据最强的高血压危险因素。每日钠摄入量增加 2g，收缩压和舒张压分别升高 2mmHg 和 1.2mmHg。

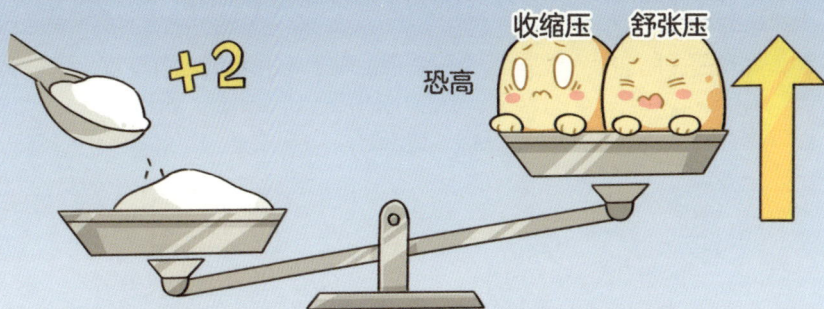

恐高　收缩压　舒张压

+2

3. 高饱和脂肪酸和反式脂肪酸摄入，会增加血脂异常、肥胖、动脉粥样硬化及冠心病的发生风险。

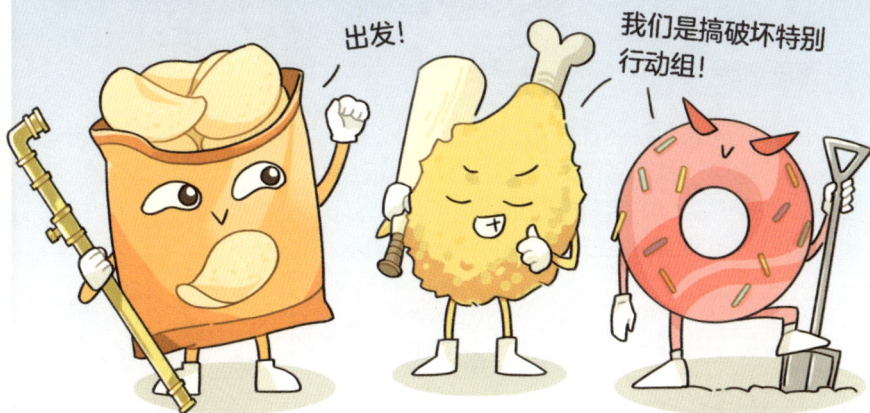

出发！

我们是搞破坏特别行动组！

什么样的饮食才算得上合理膳食？

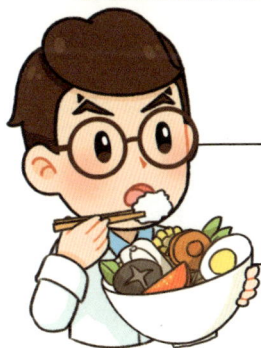

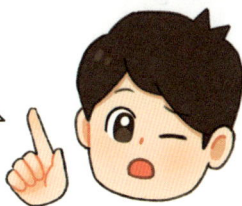

下面是一些有助于预防冠心病发生和发展的健康、科学的饮食推荐。

控制总热量，维持正常体重

糖在热量中的比例应控制在 55%～60%，单糖及双糖等应适当控制，尤其是高脂血症和肥胖者更应注意。宜多吃些粗粮，以增加复杂的糖类、纤维素、维生素的含量。应多选用玉米、燕麦、荞麦、高粱、大豆、麦麸、大麦、小米、标准粉、糙米等。

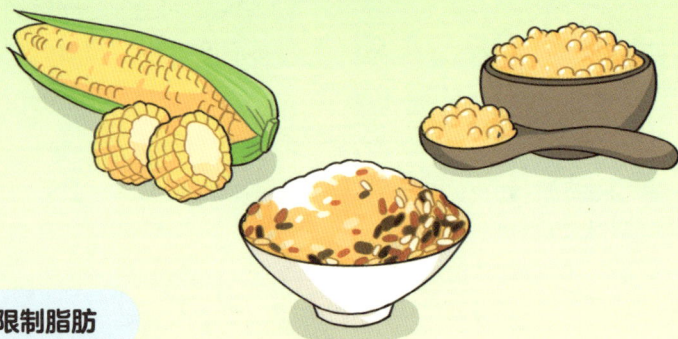

限制脂肪

脂肪的摄入应限制在总热量的 25% 以下，以植物脂肪为主。适当吃些瘦肉、家禽、海产品等，如瘦猪肉、牛肉、鸡、鸭、兔、鱼、海参、海蜇头。海鱼的脂肪中含有多不饱和脂肪酸，能够影响人体脂质代谢，降低血清胆固醇和血清甘油三酯，从而保护心血管，预防冠心病。

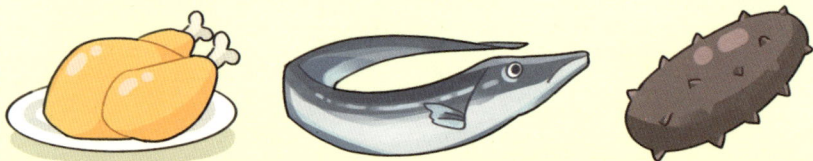

控制胆固醇的摄入

胆固醇的摄入量每天应少于 300mg。一个鸡蛋中的胆固醇接近于 300mg，当患有冠心病时，应每日半个鸡蛋或每两日一个鸡蛋。另外，要限制摄入动物的内脏、脑等。

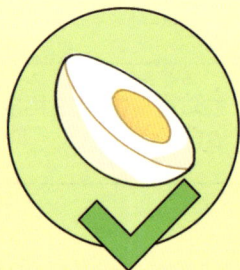

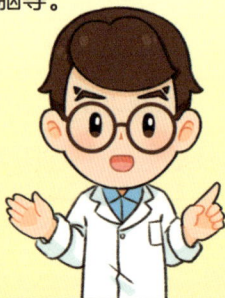

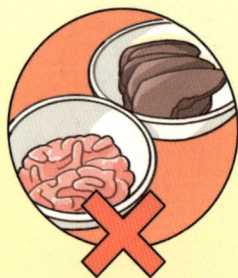

适量蛋白质

蛋白质要适量，多吃海鱼。蛋白质是维持心脏必需的营养物质，蛋白质是维持生命活动的重要物质，冠心病患者应适当补充蛋白质，如瘦肉、鱼类、豆类等。因此，每日食物中蛋白质的含量以每千克体重不超过1克为宜，应选用牛奶、酸奶、鱼类和豆制品，对防治冠心病有利。

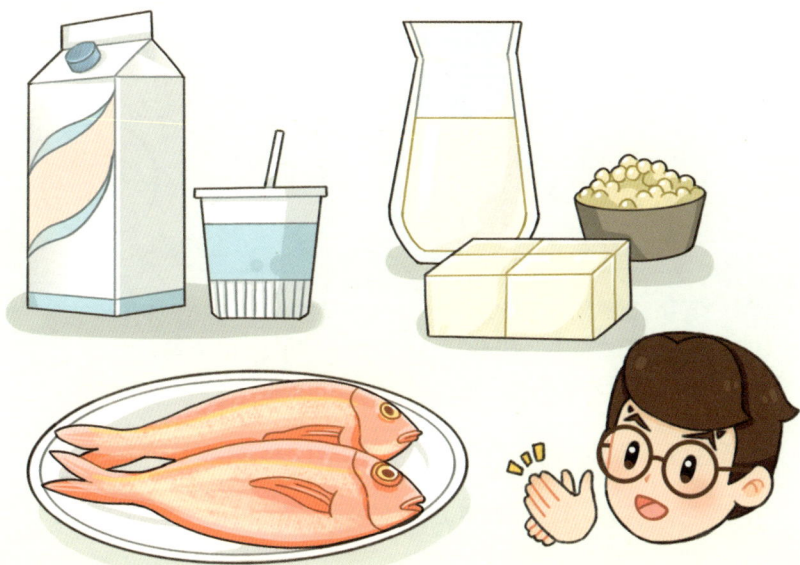

少盐少油

培养清淡饮食习惯，少吃高盐和油炸食品。成年人每天摄入食盐不超过 5g，烹调油 25 ～ 30g。

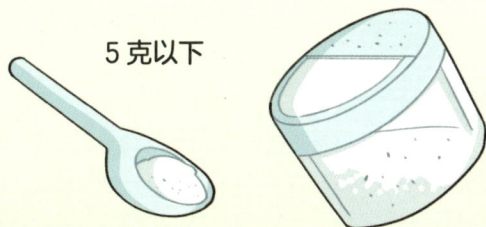

5 克以下

冠心病患者不可或缺的微量元素

钾
　作用：心肌收缩、调血压、预防心律失常
　食物：香蕉、土豆、菠菜
　注意：肾功能不全者限钾

镁
　作用：缓解血管痉挛、稳心率
　食物：坚果、全谷物
　注意：避免过量镁剂

锌
　作用：增强免疫、护血管
　食物：牡蛎、瘦肉
　注意：干扰铜铁吸收

硒
　作用：抗氧化、减斑块
　食物：巴西坚果、海鱼
　注意：每日 ≤ 55μg

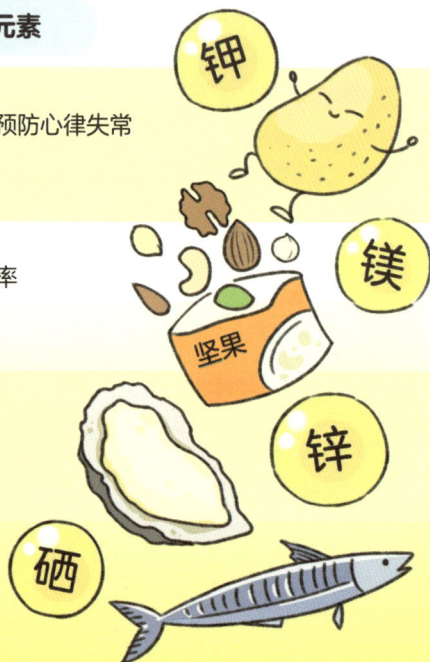

适合冠心病患者的水果

浆果类（蓝莓/草莓/树莓）
　益处：抗氧化、抗炎
　建议量：每日 100g

柑橘类（橙子/柚子/橘子）
　益处：降胆固醇、护血管
　注意：避开西柚与降脂药同服

苹果
　益处：促胆固醇排泄
　建议：带皮吃，每日 1 个

猕猴桃
　益处：改善心肌代谢
　建议量：每日 1 ~ 2 个

香蕉
　益处：调节血压、辅助调控胆固醇
　建议量：每日 1/2 ~ 1 根（50 ~ 100g）
　注意
　－ 糖尿病患者：搭配蛋白食物，
　　定期监测血糖
　－ 肾功能不全者：限钾时要禁用

禁烟、控制饮酒

　　冠心病患者应当戒烟，减少饮酒量，当合并高脂血症时，应避免饮酒。烟草中含有多种有害成分，可导致血压升高、加速动脉硬化、诱发猝死。酒精对人体十分有害，不但损害肝脏等器官，还能产生过多的热能，促进新陈代谢，增加心脏消耗氧量，导致心脏负荷过重，诱发心律失常，加重病情。

适量饮茶

茶叶富含茶多酚、咖啡碱等活性成分，具有三重保护作用

1. 改善血管功能　茶多酚可增强血管弹性，修复微血管通透性，延缓动脉粥样硬化进展。

2. 调节血液状态　抑制血小板聚集，促进纤维蛋白溶解，降低血液黏稠度，减少血栓风险。

3. 支持心脏代谢　咖啡碱可温和兴奋心肌，扩张冠状动脉，提升心肌供氧效率。

饮茶建议

1. 易上火/高血压　优选绿茶（如龙井、碧螺春），清热降脂。

2. 畏寒/消化不良　选择红茶（如祁门红茶、熟普洱），温胃护心。

3. 每日1～2杯淡茶（茶叶3g/杯），避免空腹饮用。

4. 冲泡时间≤3分钟，茶水呈浅琥珀色为佳。

饮食的规律性及合理性

少量多餐，定点用餐，切忌暴饮暴食。不宜吃得过饱、过多，饱餐后胃肠道扩张，过多的物质摄入会增加机体代谢负荷，加速心肌的缺血。

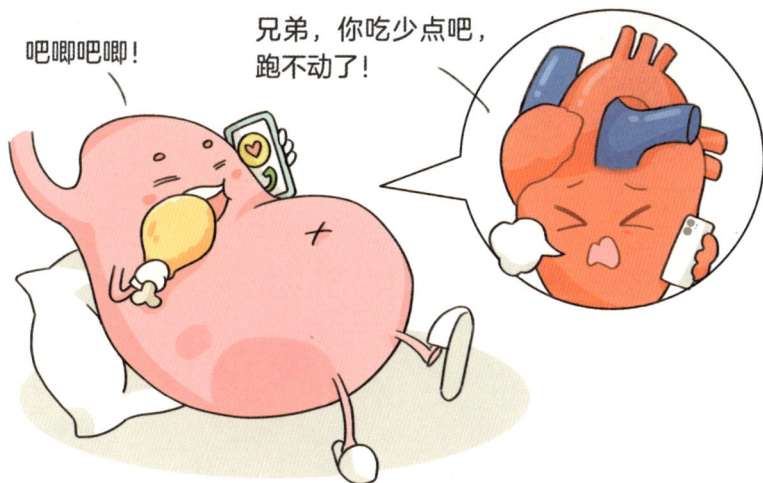

适当的运动可以让我们的心脏更壮实

患了冠心病后，还可以再运动吗？

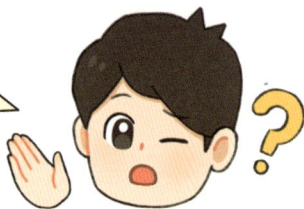

对于冠心病患者这一特殊群体来说，合理运动是可行的，不能提"运动"而色变，因为心肌也类似于人体的其他肌肉，可以通过适度运动来增加其耐力，使其变得更加强壮有力，来更好地保护我们的健康。

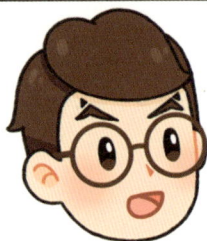

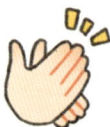

生命在于运动。

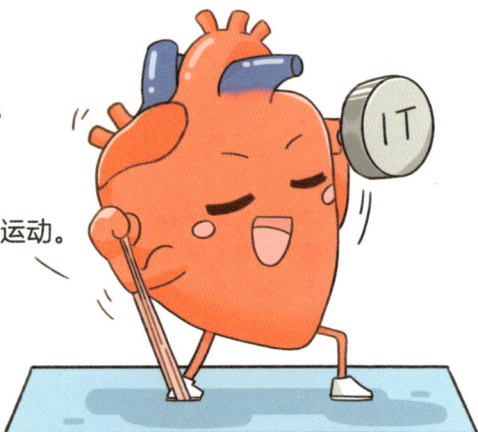

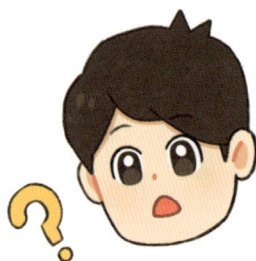

应该如何进行合理的运动呢？

适度的有氧运动，如慢跑、骑自行车、散步、跳舞、瑜伽、打太极等，可增加心脏耐力使其更有劲。

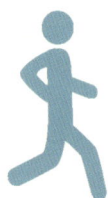

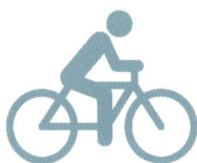

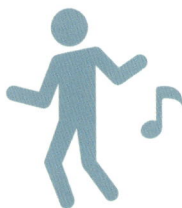

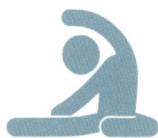

步行及慢跑

　　步行及慢跑可以改善心肺功能，提高摄氧效果。漫步的速度一般为每小时1～2千米，散步为每小时3千米，快步行走为每小时6千米，慢跑为每小时8千米。而每分钟步行100步以上，就可以使心率达100～110次／分，可以选择在清晨或傍晚进行，每次15～30分钟，中间可以休息1次或2次。

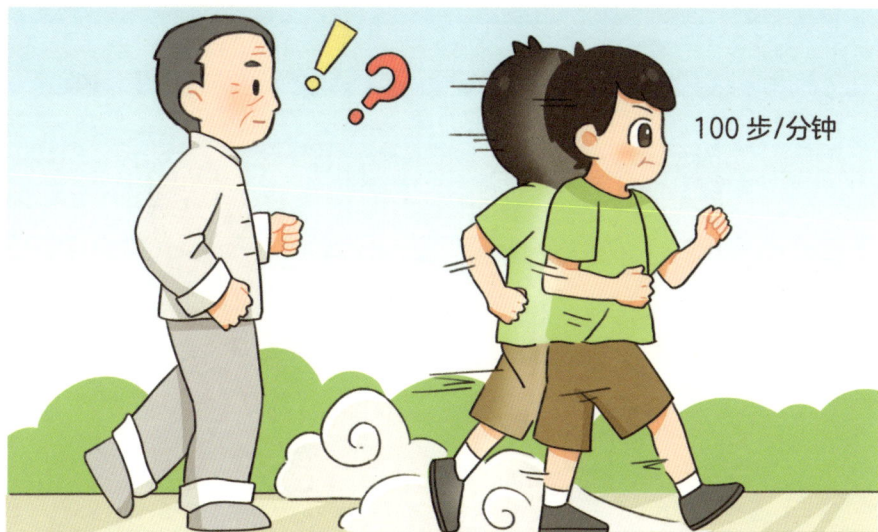

100 步/分钟

骑自行车

　　缓慢骑行可降低冠心病的发生风险。

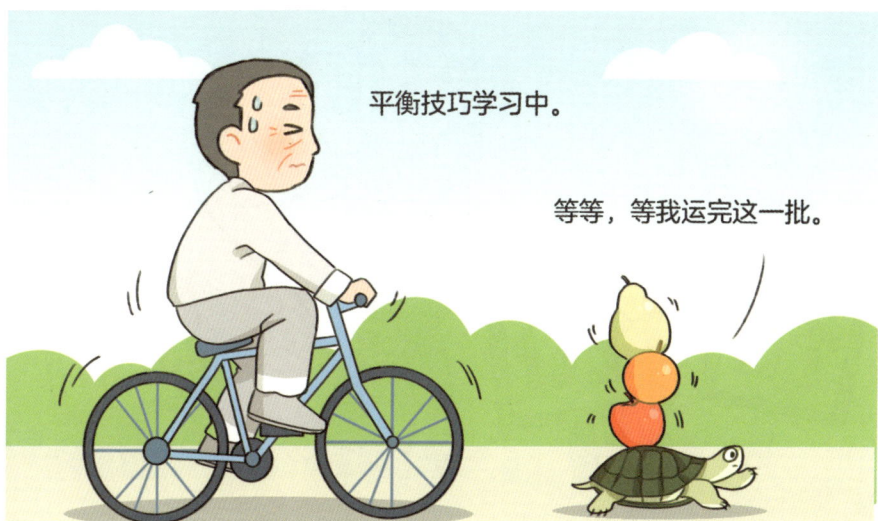

平衡技巧学习中。

等等，等我运完这一批。

游泳

　　游泳首先要做好准备活动，避免发生肌肉痉挛和心绞痛，它可以提高心肺功能。但如果近期出现胸部不适症状，不建议进行长距离游泳，以免出现力竭而发生泳池意外。

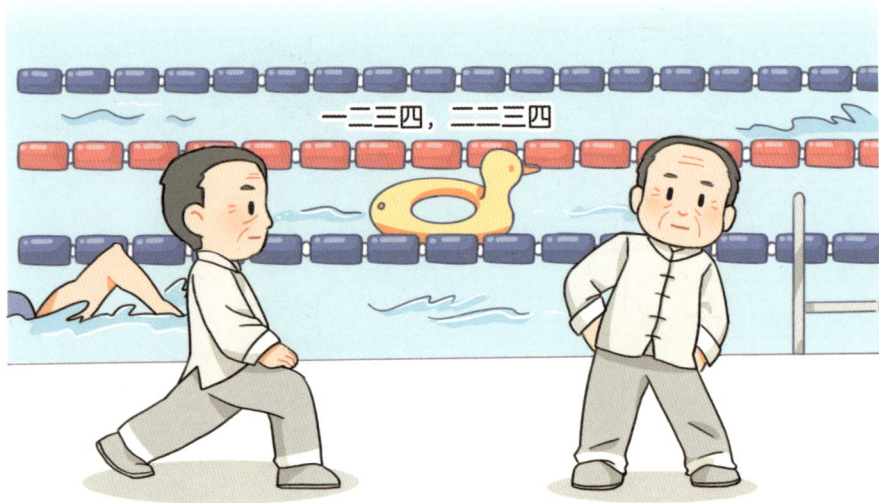

一二三四，二二三四

体操

　　选择体操类运动可以有效预防冠心病，但应注意运动幅度和运动量不能过大。

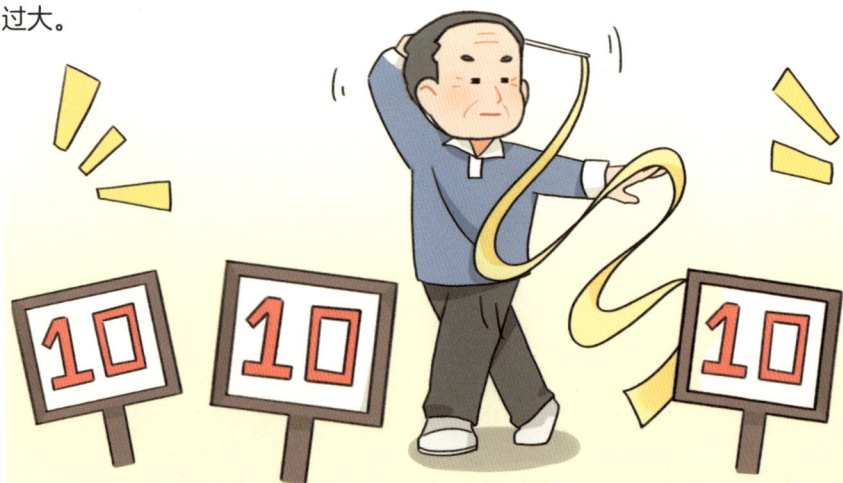

太极拳

太极拳动作舒缓自然，动中有静，适用于冠心病患者。

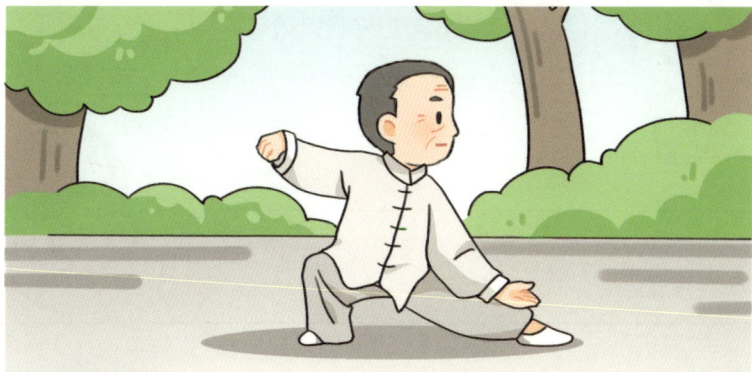

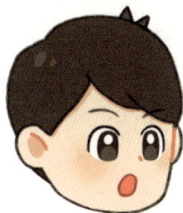

运动的方式那么多，什么时间运动比较合适呢？

运动时间以晨起或傍晚前及餐后 1～2 小时后为宜，餐后 0.5～1 小时内不适合高强度运动，因为此时的血液集中在胃部消化刚刚摄入的食物，如果进行剧烈运动会导致胃部不适，加重心脏负担，也会影响食物的消化吸收。

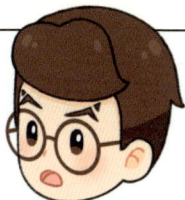

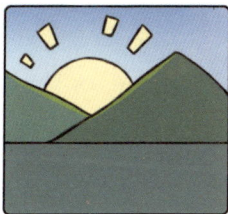

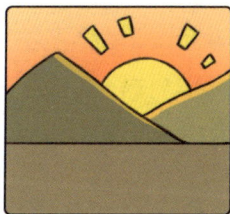

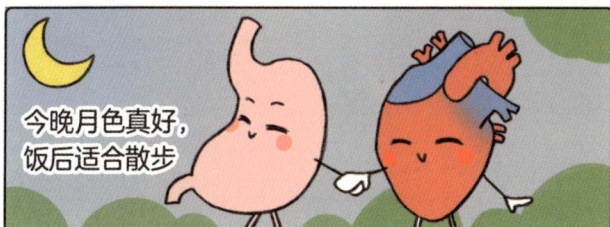

今晚月色真好，饭后适合散步

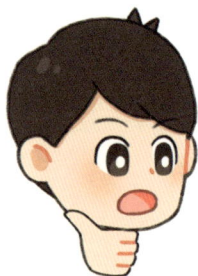

一天之内可以多次运动吗？

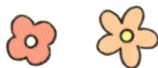

只要控制好心率，不加重心脏负担，一天内可进行多次有氧运动。

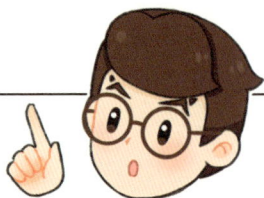

运动要去专业场所吗？

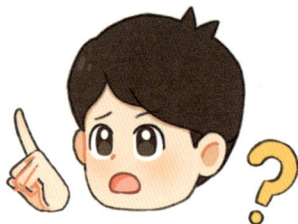

建议选择安全、开阔、氧含量相对充足的场地，但也应注意不要在无人的场所，而要尽量在家人和朋友的陪伴下运动，以免遇到突发情况时无人帮助而导致严重后果。

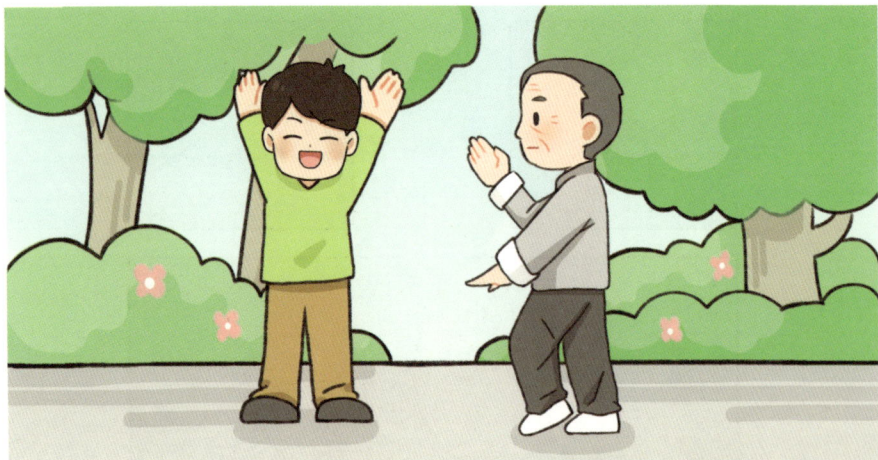

那么，作为"高危人群"去做运动有什么需要特别注意的吗？

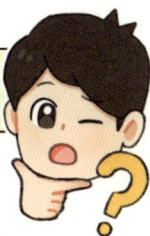

运动前

不宜穿着过多衣物，以免影响机体散热，从而增加耗氧量。

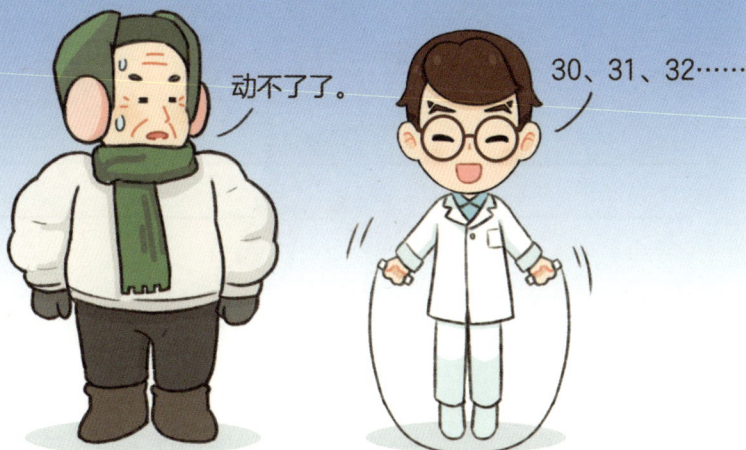

动不了了。

30、31、32……

运动时

1. 状态要以微微出汗为宜，切忌大汗淋漓，会增加心肌缺血和感冒的风险。

2. 应学会自测脉搏。运动后脉搏不应超过 110 次 / 分。当运动中心率超过标准时，应立刻停下休息，待心率平稳后再次运动，避免过快的心率增加心肌耗氧量，进而出现胸部不适等严重后果。

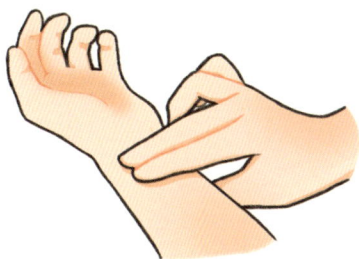

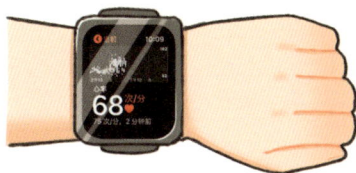

3. 运动中如感到心前区不适，应立即停止运动，并慢走、深呼吸以逐渐使心率平稳至静息时心率。如若心前区不适症状反复发作则需要前往医院做进一步检查。

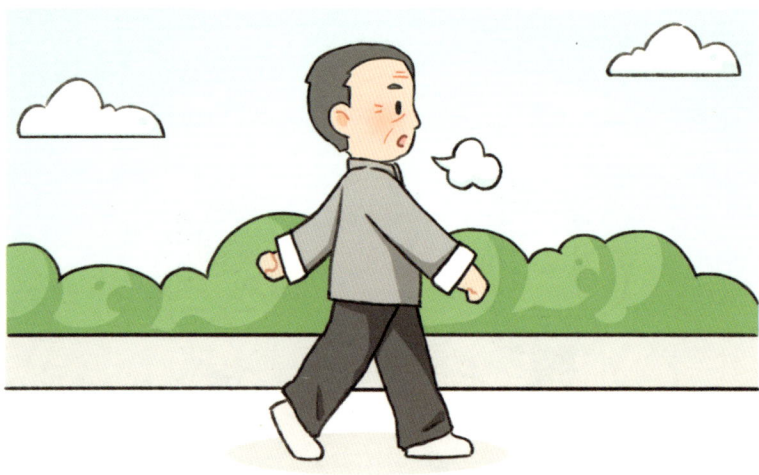

运动后

不宜马上洗澡，可以先休息半小时，待心率平稳、身上无汗时再洗，洗澡时的水温可以略高于平时。

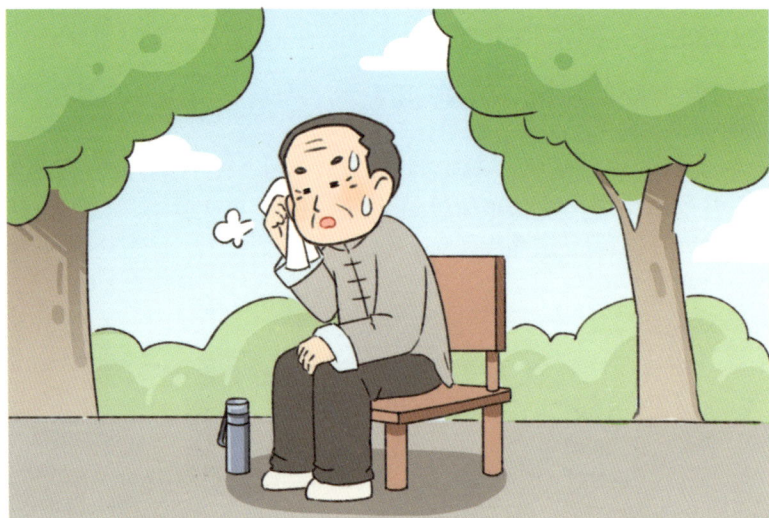

肥胖或超重与冠心病息息相关

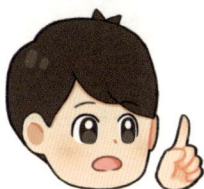

为什么说肥胖或超重和冠心病息息相关呢?

身体质量体重指数（BMI），是国际上常用的衡量人体胖瘦程度以及是否健康的一个标准。

计算公式：BMI = 体重（千克）÷ 身高（米）^{2}。BMI < 18.5 为体重过低；正常体重 BMI 为 18.5 ~ 23.9；超重 BMI 为 24.0 ~ 27.9；肥胖为 BMI ≥ 28 以上。

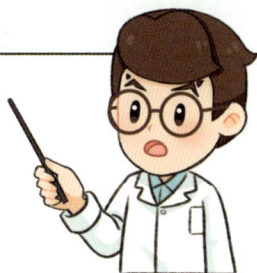

肥胖会增加心肌耗氧量

当脂肪在心脏存储过多时，无疑是给心脏穿了一层"大棉袄"，限制心脏的活动，使心脏跳动的力度下降。心脏想要恢复其收缩力，就会比以前加大跳动的力度，这样会增加心肌耗氧量。一旦，心肌耗氧的需求量大于心肌氧气的供给量，就会导致心肌相对缺氧，增加冠心病的发生风险。

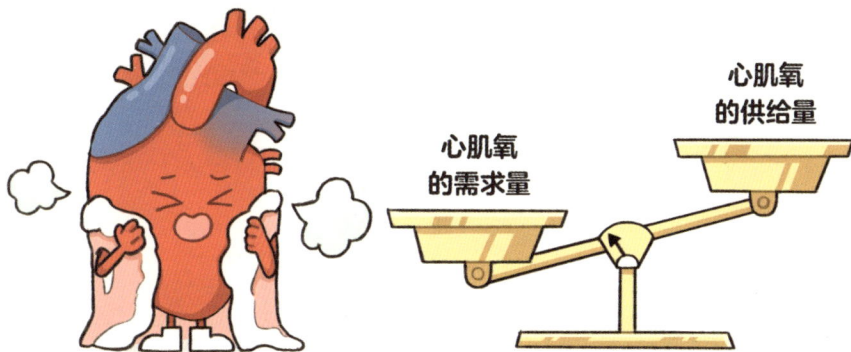

心肌氧
的供给量

心肌氧
的需求量

肥胖会增加动脉粥样硬化的风险

动脉粥样硬化发生涉及动脉血管内膜破坏、脂肪异常推挤在破损的内膜中、动脉纤维组织增生及钙质沉着，进而导致动脉壁增厚变硬、血管腔狭窄，是冠心病发生的最主要病因。

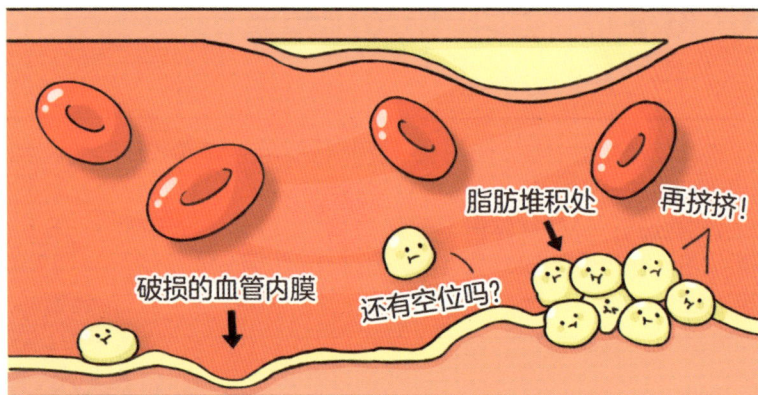

肥胖不利于心脏侧支循环的建立

由于肥胖者的体力活动减少，不能形成冠心病的侧支循环，就会导致心肌耗氧量的增加而供给减少，从而引起冠心病的发生。

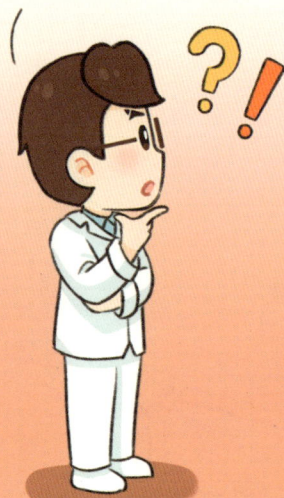

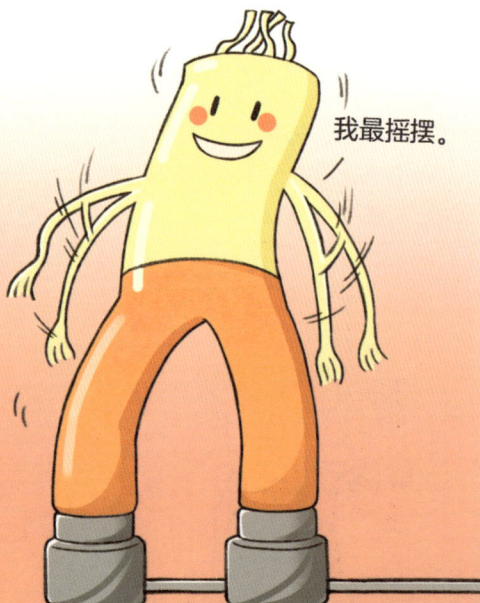

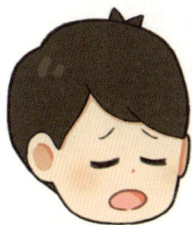

我爸爸夜间睡眠打呼噜，第二天总是犯困、注意力不集中，这是怎么回事？

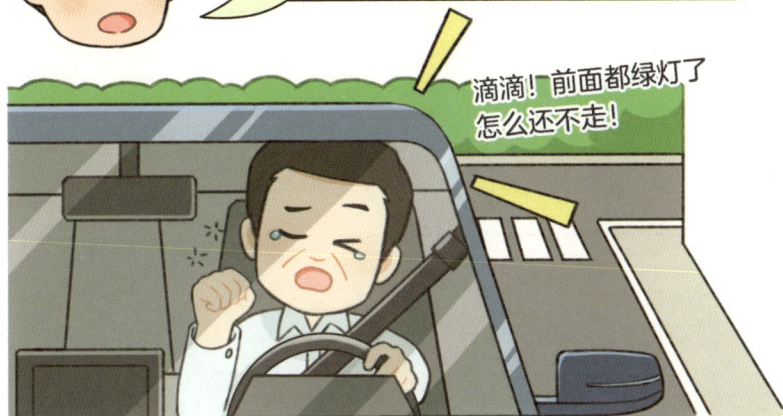

滴滴！前面都绿灯了怎么还不走！

睡眠呼吸暂停综合征（SAS）简称"鼾症"，指在睡眠过程中气道被堵塞，暂时性停止呼吸，时间可达十几秒至数分钟，每晚多达数百次，令患者身体缺氧，导致憋醒以至于难以进入深睡眠状态，使身体得不到充足的休息。

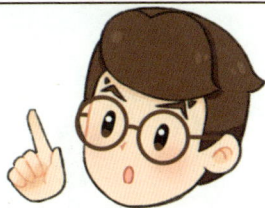

临床上分为三种类型：阻塞型、中枢型、混合型，其中阻塞型睡眠呼吸暂停综合征（OSAS）在SAS中最为常见，占SAS的90%以上。

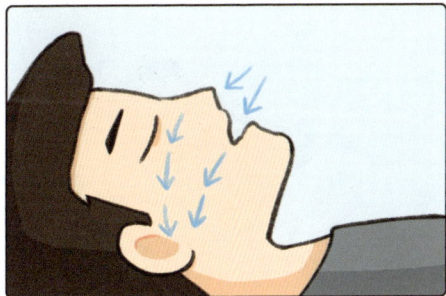

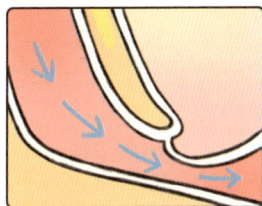

正常睡眠呼吸

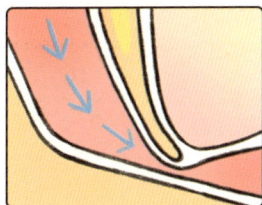

打鼾人群睡眠呼吸

那么是什么原因导致的 SAS 呢?

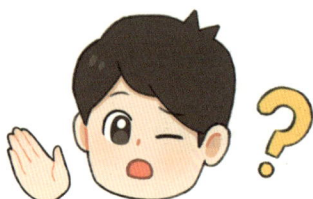

小儿多为扁桃体肥大、腺样体肥大，成人为解剖结构狭窄、呼吸肌功能障碍以及呼吸中枢调控障碍等。一些药物的应用（抗焦虑药、镇静安眠药）可引起或加重打鼾，吸烟、饮酒、过度疲劳等也可引起打鼾，肥胖是打鼾的主要危险因素。SAS 患者会引发心血管疾病，如高血压、冠心病、心律失常、慢性心力衰竭等。

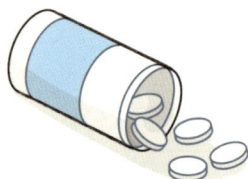

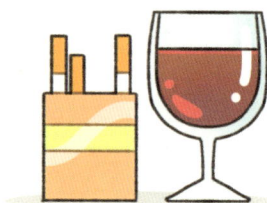

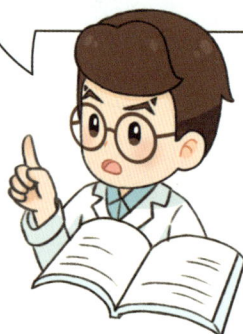

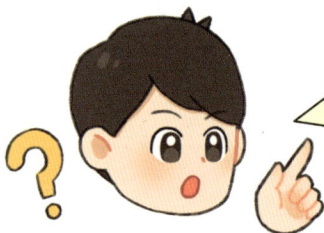

怎么样才能确诊是否患了 SAS 呢?

多导睡眠监测（PSG）是诊断睡眠呼吸暂停综合征的"金标准"。通过夜间连续地对呼吸、动脉血氧饱和度、脑电图、心电图、心率等指标的监测，可以了解打鼾者有无呼吸暂停、暂停的次数、暂停的时间、发生暂停时最低动脉血氧值及对身体健康的影响程度。

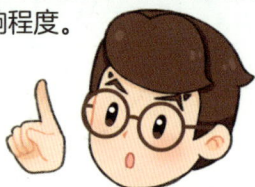

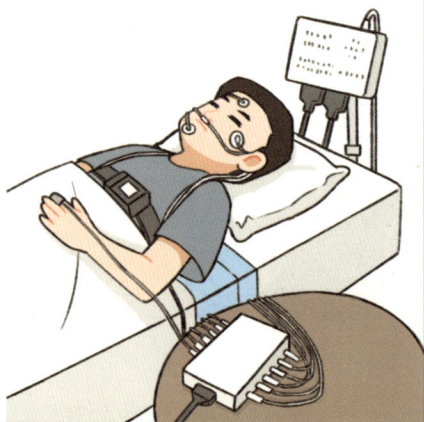

长期这样打鼾如何治疗？

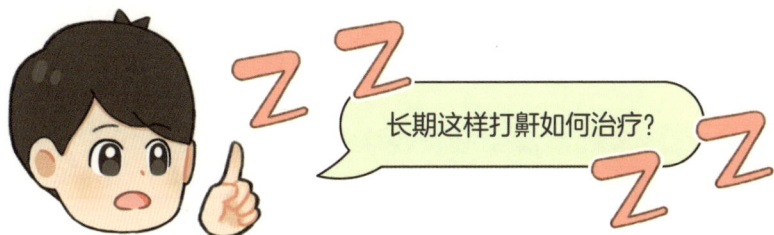

1. 一般治疗　如果只是偶尔打鼾，可通过减轻体重、戒烟、戒酒、改变睡姿（侧卧位代替仰卧位）、减少使用镇静类药物及避免过度劳累等方式来缓解。

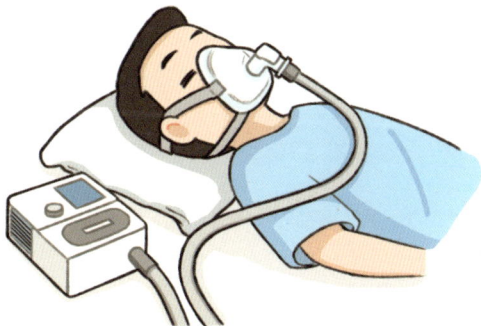

2. 无创正压通气治疗（CPAP）　是成人阻塞型睡眠呼吸暂停综合征（OSAS）的首选和初始治疗手段，此法是目前治疗中、重度 OSAS 最有效的治疗方法。

3. 手术治疗　如因鼻腔阻塞、咽腔狭小、扁桃体肥大、腺样体肥大、软腭过低等原因导致的睡眠呼吸暂停。

除了手术治疗还有以下这些方式。

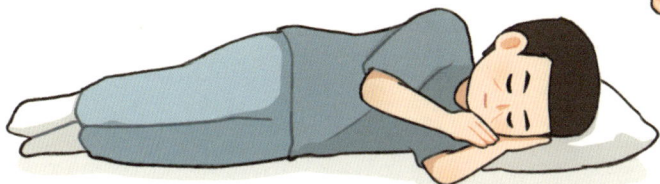

侧卧位代替仰卧位

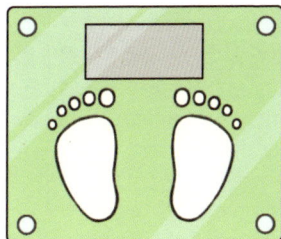

减轻体重

无创正压通气治疗（CPAP）

第五章 怀疑有急性致命胸痛该怎么办

　　每年 11 月 20 日是"中国心梗救治日"，这个日子的设立是为了提醒大家，发生心梗要牢记两个"120"。

导 读

- 别紧张，先识别
- 莫慌乱，居家自救我教你
- 心肌梗死救治，争取黄金 120 分钟

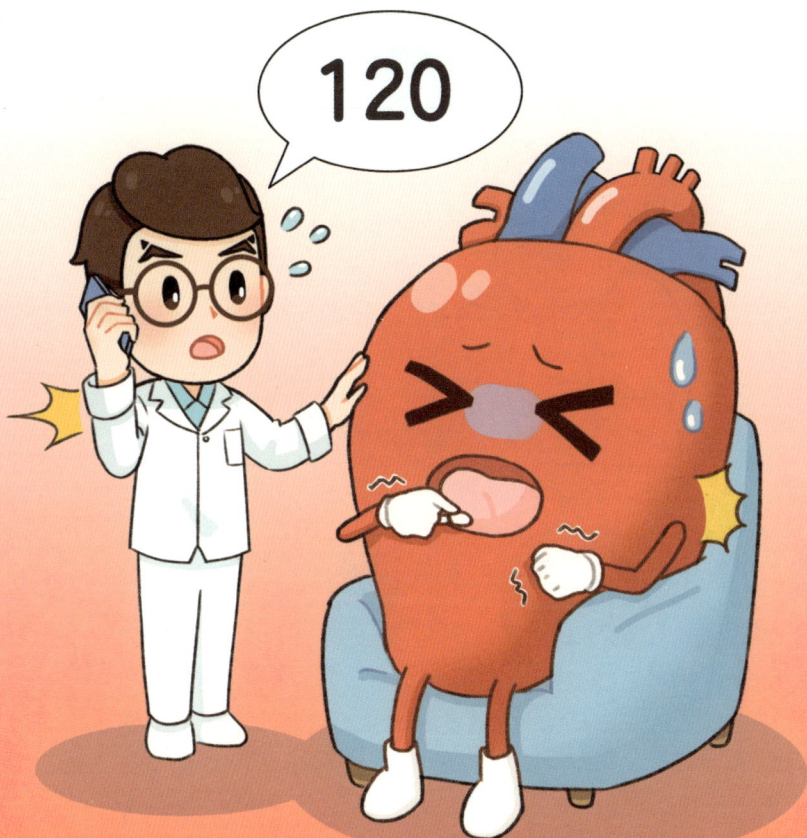

别紧张，先识别

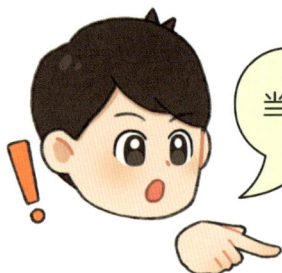

当发生了胸痛的症状，如何分辨是不是心肌梗死呢？

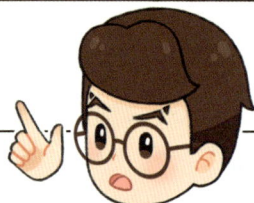

首先警惕心梗的早期先兆症状。
1. 突然出现剧烈胸痛或胸部憋闷，或疼痛时间超过 15 分钟。
2. 出现心慌、气短、恶心、呕吐、面色苍白、烦躁不安等症状。
3. 出现不明原因的胸背疼、肩颈胳膊疼、胃疼，胃部有烧灼感。
4. 牙疼，通常是一过性的，持续时间不长，可能在一周内反复出现。

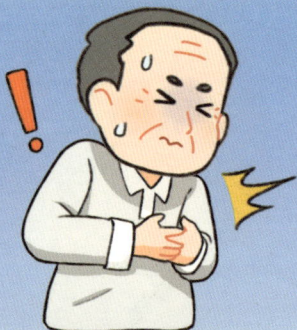

剧烈胸痛，时间≥15 分钟

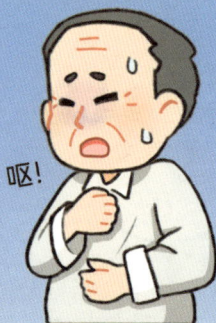

呕！

恶心、呕吐等

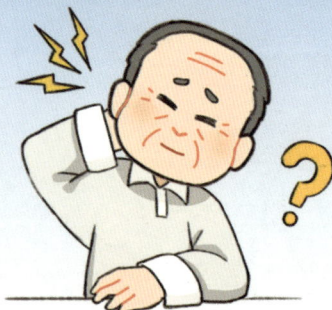

胸背、肩颈、胳膊疼痛

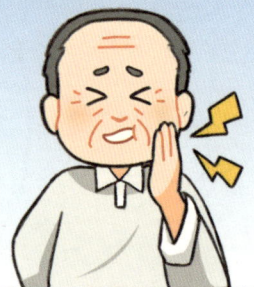

反复出现牙痛

心肌梗死发作时典型症状为胸骨后或心前区剧烈的压榨性疼痛，可向左上臂、下颌、颈部、背或肩部放射。部分患者可伴有恶心、呕吐、大汗或呼吸困难，部分患者可发生晕厥。通常心肌缺血导致的胸部不适症状表现为弥漫性，而非局限性，无明确定位。部分心肌梗死患者以猝死为首发表现，是因为发生了心室颤动、室性心动过速等致命性心律失常。

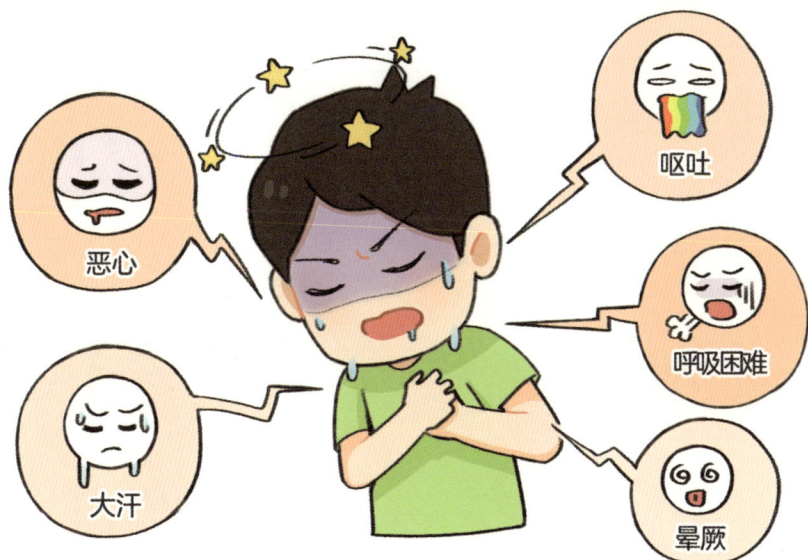

心肌梗死也可表现为不典型症状，常见于女性、老年人、糖尿病或既往患脑血管病的患者，以恶心、呕吐为首发症状，容易被误认为是胃肠道疾病而延误治疗。这些人群一旦出现疑似心肌梗死的症状且持续不缓解，应尽早到医院就诊，由医生进行诊断和鉴别。

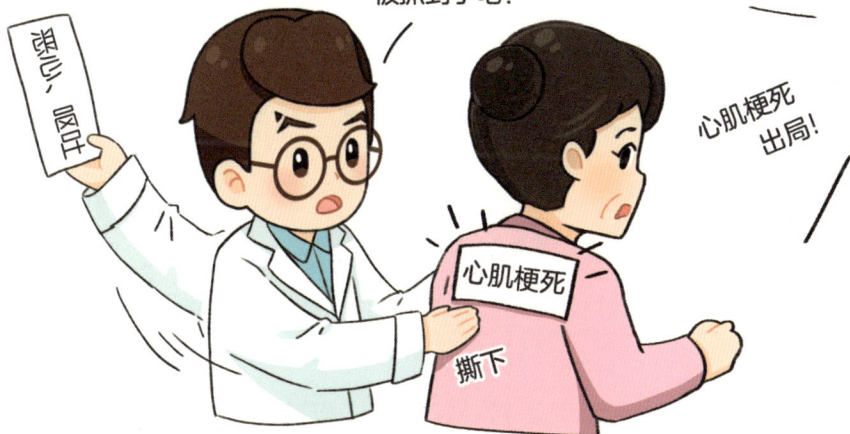

莫慌乱，居家自救我教你

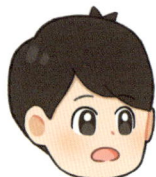

我爷爷确诊冠心病的时候是在运动过程中感到了胸痛不适，幸好休息后缓解了，如果再次出现了胸痛，应该怎么处理呢？

当冠心病患者出现胸痛时，紧急处理非常关键。

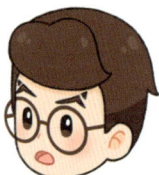

停止活动

如果患者正在进行体力活动，应立即停止。休息并避免任何使心脏负担增加的活动。

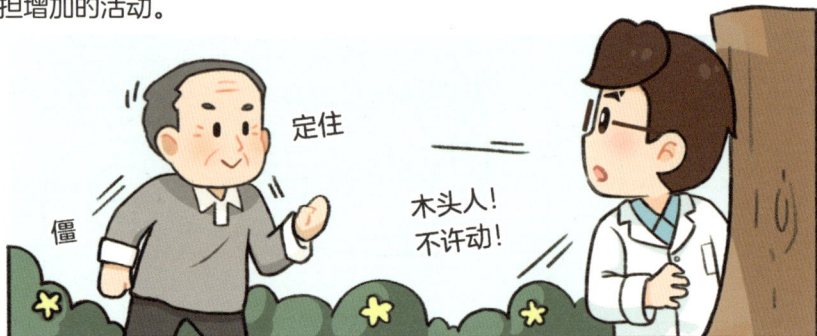

僵

定住

木头人！
不许动！

坐下休息

让患者坐下来，并保持舒适的体位，或者让患者平躺。

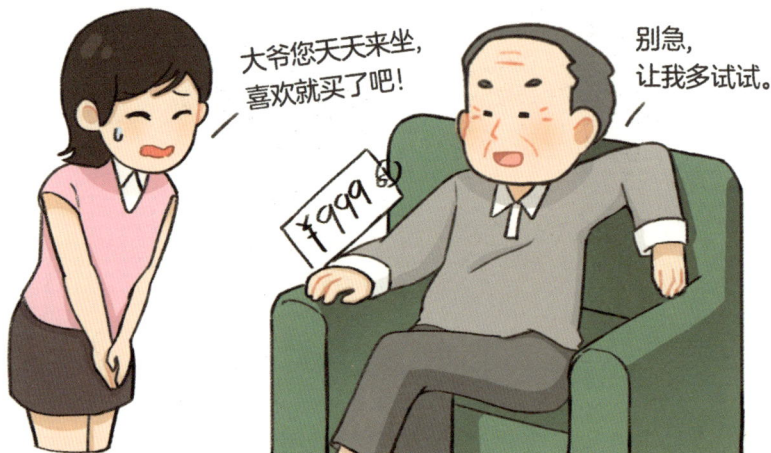

大爷您天天来坐，喜欢就买了吧！

别急，让我多试试。

¥999

松解紧身的衣物

解开领口、腰带和任何紧身的衣物，以确保患者呼吸畅通。

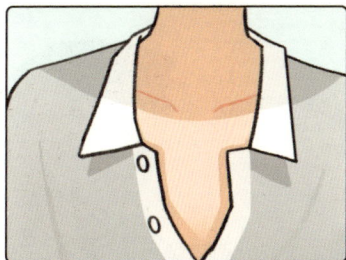

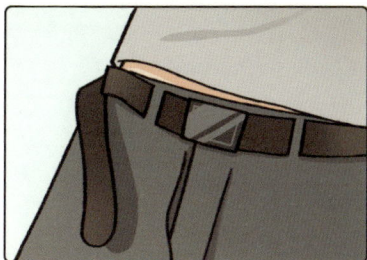

服用急救药物

如果患者随身携带医生开的硝酸甘油，可以按照医生的建议使用。硝酸甘油有助于扩张冠状动脉，减轻心脏负担。

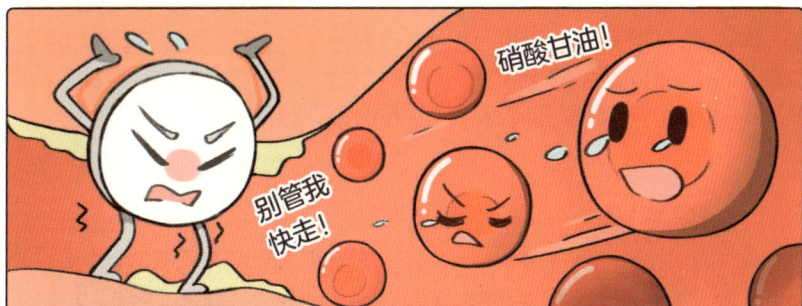

拨打急救电话

立即拨打急救电话，并告知患者出现了胸痛症状。专业医护人员会提供准确的指导，并尽快赶到。

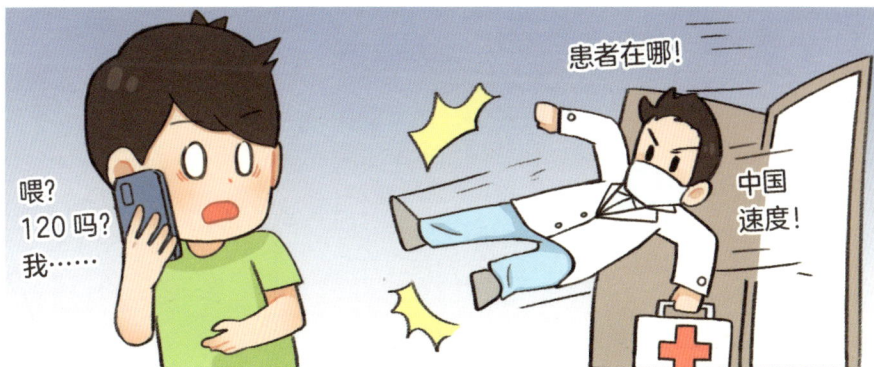

监测症状

观察患者的症状，包括疼痛的性质、强度和是否有辐射至其他部位。这些信息对医生的诊断非常重要。

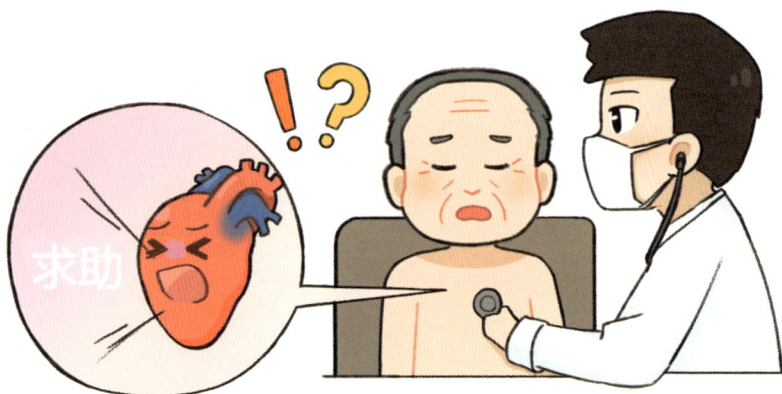

胸痛不一定是心肌梗死，但切不可心存侥幸。要记住，胸痛可能是冠心病等心血管问题的警示信号，及时就医可以提高治疗的效果和生存率。不要因为担心麻烦而延迟就医，及时采取行动可能拯救生命。

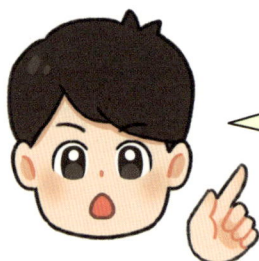

应该怎么打急救电话呢？

我国统一的呼救电话号码是"120"。拨打 120 是向急救中心呼救最简便快捷的方式。急救中心是 24 小时服务的，只要是在医院外（如在家、单位、公共场所）发生急重病或意外受伤时，请立即拨打 120 急救电话，向急救中心发出呼救。急救中心会立即派出医生和救护车，到现场进行抢救，并把患者送至医院。

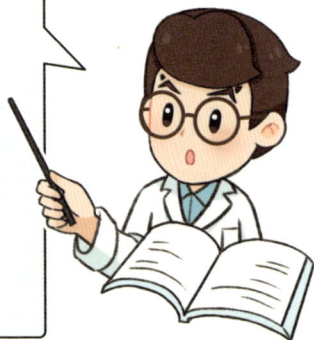

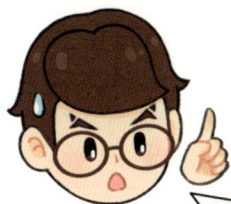

拨打 120 电话时，切勿惊慌，应保持镇静，讲话清晰、简练、易懂。要注意以下几点。

1. 呼救电话简单明了，主要告知以下内容：发病地详细地址；姓名、性别、年龄；目前最危急的状况，如昏倒在地、心前区剧痛、有无呼吸困难，发病时间、既往病史等。

2. 等车地点应该选择路口、公交车站、大的建筑物等有明显标志处。

3. 等救护车时，不要把患者提前搀扶或抬出来，以免影响患者的救治。应尽量提前接救护车，见到救护车时主动挥手接应。

120

病史

症状

年龄

性别

姓名

地址

!

医院

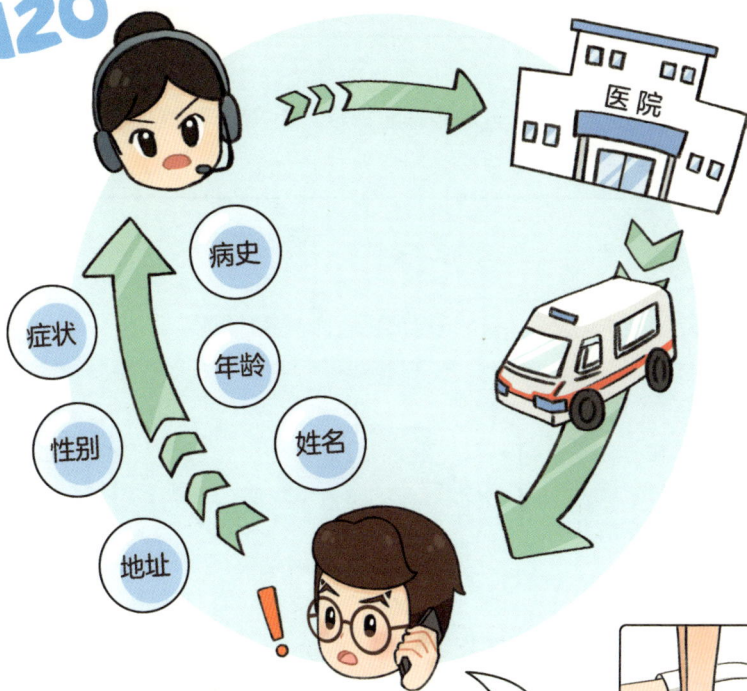

打完 120 之后，家属要做的工作是让患者舌下含服硝酸甘油片，无消化道溃疡的嚼服阿司匹林 300mg。

如家属掌握基础的心肺复苏流程，只需要判断患者无意识和无呼吸 / 异常呼吸（如濒死叹息样呼吸时）就可以马上进行胸外按压和人工呼吸，若无法做人工呼吸，可单纯做胸外按压，直至专业人员赶到现场接替急救。

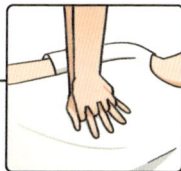

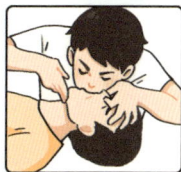

心肌梗死救治，争取黄金 120 分钟

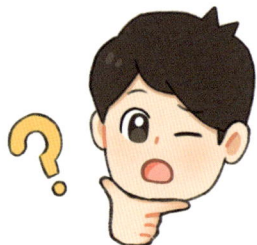

到了急诊科后，会安排什么流程呢？

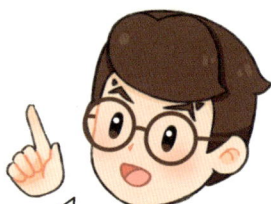

到了急诊科后，医护人员会首先评估患者生命体征，进行初步的处理，如吸氧、心电监护、开放静脉通路等。还会安排检查项目以确定疼痛原因。检查可包括以下内容。

心电图

测量心脏的电活动，有助于查明是否有心肌梗死。

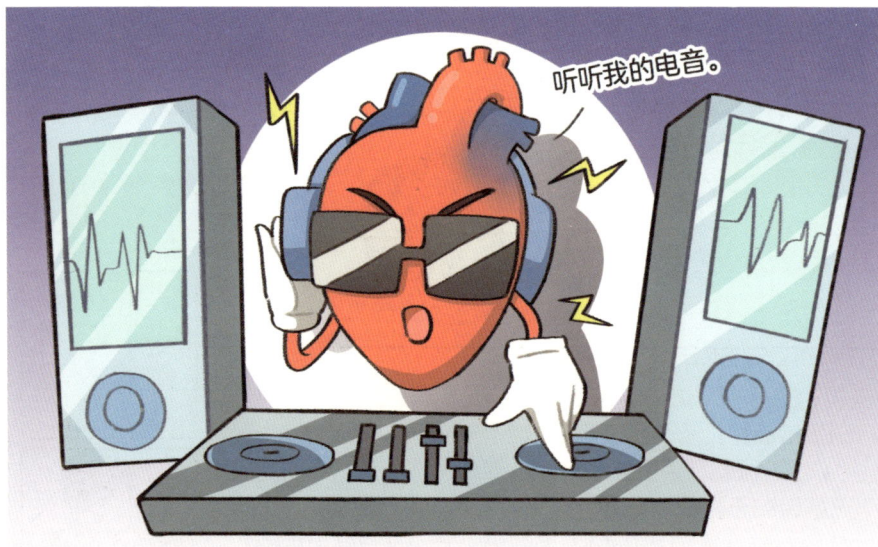

听听我的电音。

实验室检查

心肌损伤标志物、心功能标志物、出凝血标志物、胸痛相关炎性标志物、动脉血气分析等。

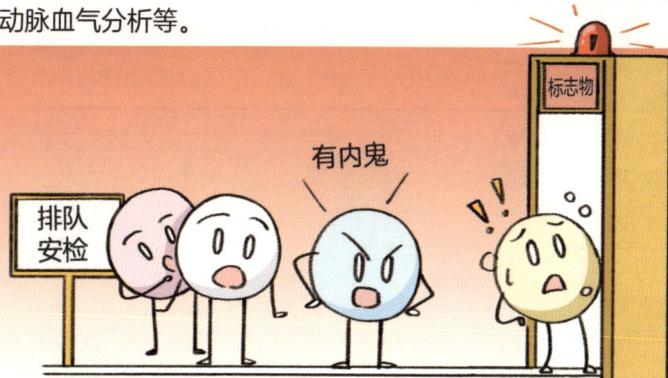

床旁超声心动图

床旁超声心动图简便、快捷，能清晰显示心脏、大血管的结构和功能，为胸痛的鉴别诊断提供重要信息。

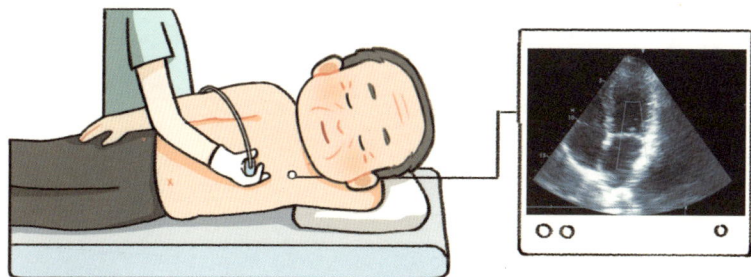

其他检查

X线检查、CT及血管CTA检查等。

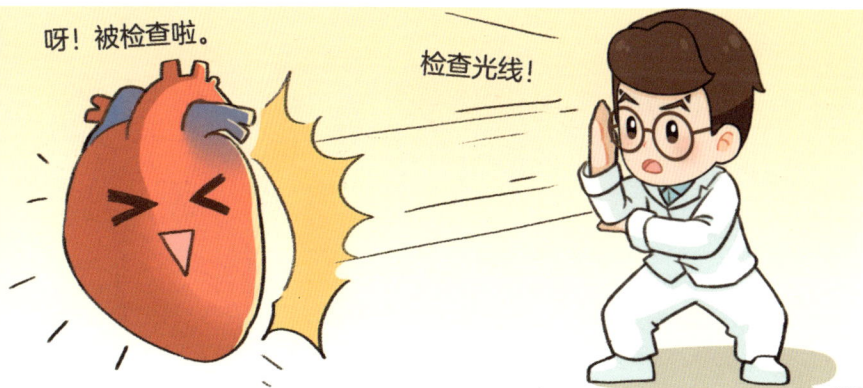

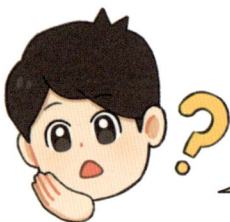

当确诊了心肌梗死，接下来会怎么做呢？

一旦在急诊中确诊了心肌梗死，医疗团队将立即采取紧急的治疗措施，以尽快恢复心脏血流并减少心肌受损。以下是通常在心肌梗死急诊治疗中可能采取的步骤。

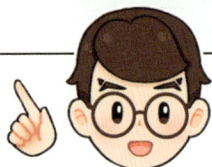

急救治疗

医务人员可能会根据患者的病情作出不同的急救处理：胸外心脏按压和辅助人工呼吸等。

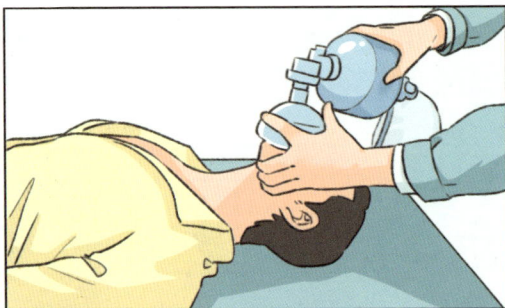

药物治疗

患者可能会接受一系列药物，如抗凝血药（防止血栓形成）、抗血小板药物（防止血小板凝聚）、镇痛药等，以稳定心脏状况。

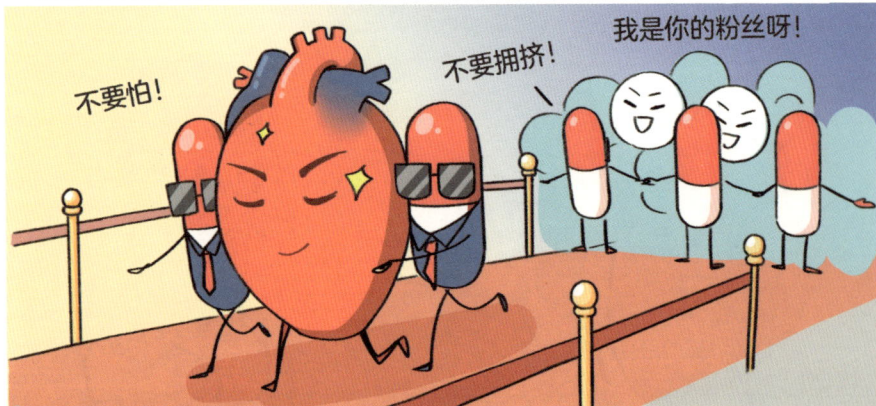

不要怕！

不要拥挤！

我是你的粉丝呀！

冠状动脉介入治疗

迅速进行冠状动脉介入治疗是关键。这可能包括冠状动脉球囊扩张术和支架植入，帮助打通受阻塞的冠状动脉，恢复血流。

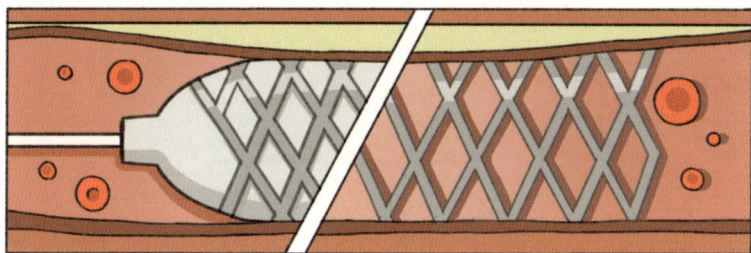

溶栓治疗

在一些情况下，如果无法进行冠状动脉介入治疗，溶栓药物可能被使用，以溶解冠状动脉中的血栓。

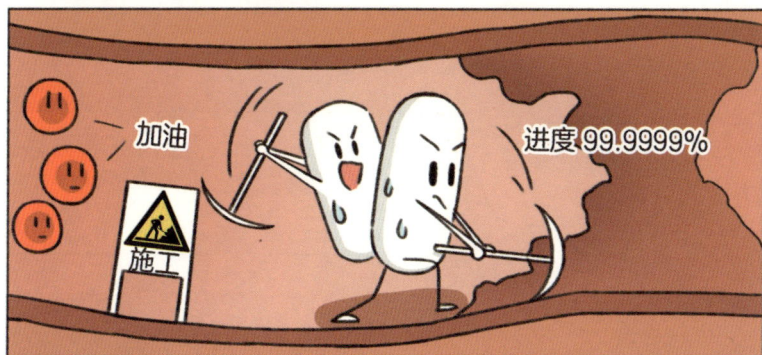

监测和观察

患者在急诊后通常会被监测和观察，以确保心脏功能的稳定和评估治疗的效果。

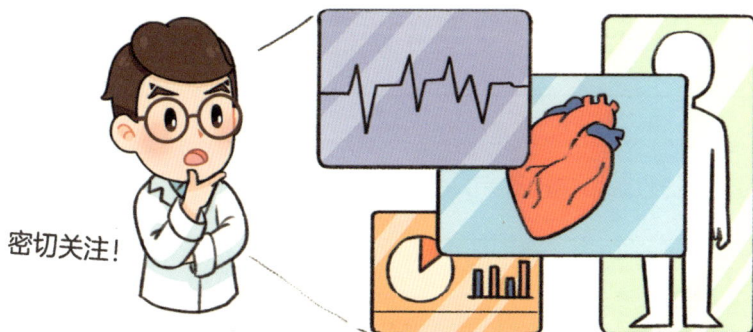

转院或住院治疗

根据患者的病情，可能需要将患者转移到心血管专科医院进行进一步的治疗，或者在急诊部门住院接受监测和治疗。

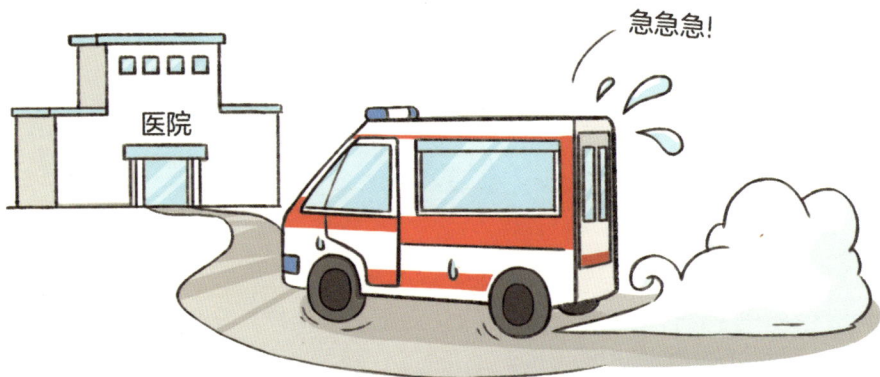

急急急！

什么是心肌梗死黄金救治 120 分钟呢？

黄金 120 分钟是指心肌梗死患者在发病后开通血管，恢复血流的理想时间窗口。

别聊天了快救我呀！

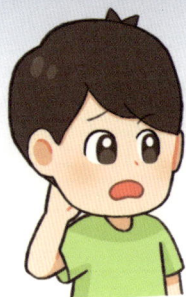

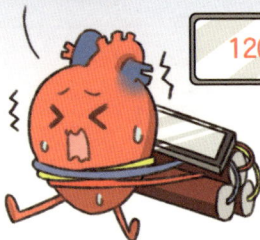

120分钟

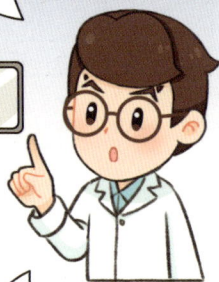

在心肌梗死的情况下，心脏的一部分肌肉因缺血而受损，尽早恢复血流对于保护心肌和减轻患者的病情至关重要。

具体来说，黄金120分钟是指患者从发病到接受冠状动脉介入治疗的时间应尽量在120分钟以内。冠状动脉介入治疗包括球囊扩张术和支架植入，旨在迅速打通受阻塞的冠状动脉，使心肌再次获得足够的血流。

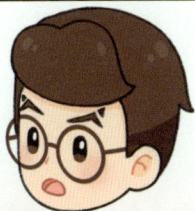

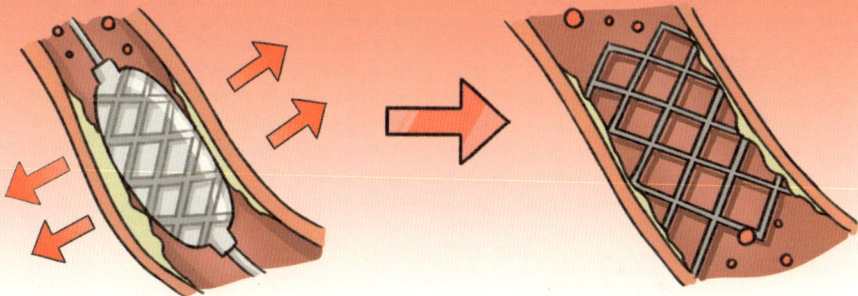

黄金120分钟的概念源于心肌梗死的治疗紧急性，早期干预有助于最小化心肌损伤，减轻病情的严重程度，提高患者的生存率和康复率。因此，急救系统和医疗机构通常会努力在患者到达医院后的最短时间内进行冠状动脉介入治疗。

起死回生!

别睡了，给我起床!

抢救

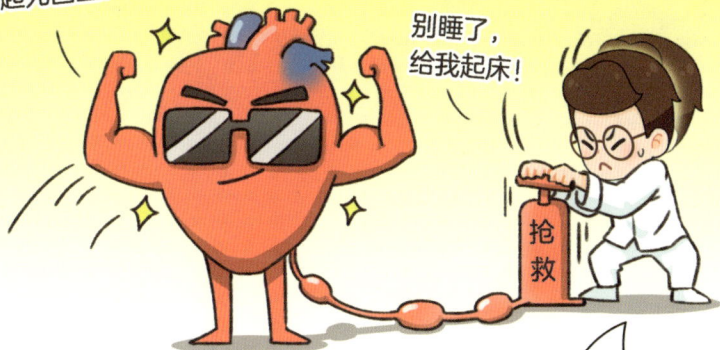

在实际操作中，黄金120分钟的实现需要医疗团队的协同工作，包括患者迅速就医、急诊评估、冠状动脉介入团队的迅速响应等环节。这种紧急的治疗模式对于心肌梗死患者的生存和康复有着重要的意义。

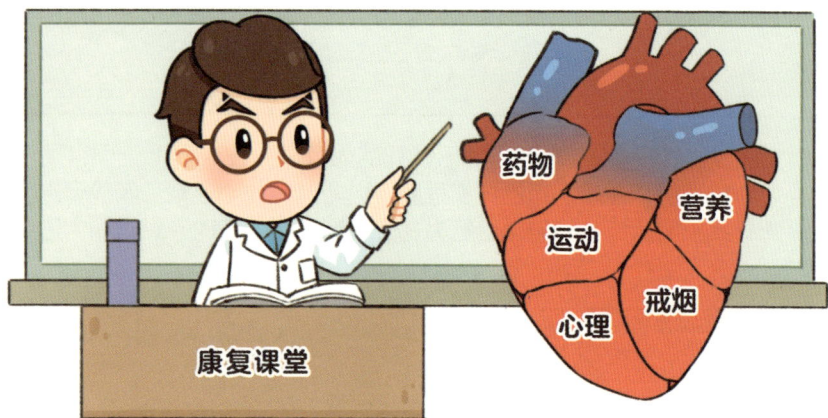

康复课堂

药物

运动

营养

戒烟

心理